Dr. Günter Harnisch

**Die chinesische Heillampe
Zi Zhu**

für den Hausgebrauch
wie für die therapeutische Praxis

Dr. Günter Harnisch

Die chinesische Heillampe
Zi Zhu

Ein moderner Lebensenergie-Spender, entwickelt nach den Erkenntnissen der traditionellen chinesischen Medizin

Turm Verlag

ISBN 3-7999-0250-3
Copyright © 1997 by Turm Verlag, D-74321 Bietigheim
Alle Rechte vorbehalten, auch die des auszugsweisen Nachdrucks, der fotomechanischen Wiedergabe und der Einspeicherung und Verarbeitung in elektronischen Systemen.
Printed in Germany
Druck: Verlagsdruckerei Otto W. Zluhan, D-74321 Bietigheim

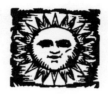

*Ein Sonnenstrahl reicht aus,
um viel Dunkel zu erhellen.*

Franz von Assisi

Inhalt

Vorwort 13

Hinweis 16

Dank 16

KAPITEL 1
Leben ist Licht 17

KAPITEL 2
Die geniale Erfindung des chinesischen Biochemikers Shi Zong Ming und ihr Weg um die Welt 20

    Der Boden, auf dem die Menschen leben, entscheidet mit über Gesundheit und Krankheit 20

    Der Erfolg breitet sich aus ... 21

    Die geistigen Ahnen des Energiestrahlers Zi Zhu im Osten und im Westen 22

KAPITEL 3
Die chinesische Wunderheillampe: eine Lebensaufgabe 38

Zu Besuch beim Alleinimporteur für Deutschland 38

KAPITEL 4
Erste Eindrücke beim Gebrauch des Energiestrahlers 41

KAPITEL 5
Warum im alten China die Ärzte Honorar nur erhielten, solange ihre Patienten gesund blieben 43

KAPITEL 6
Harmonie ist Gesundheit 46

    Yang und Yin drücken sich selbst in den Krankheitssymptomen aus 48

    Mögliche Konsequenzen 49

Die chinesische Akupunkturlehre:
Können Nadelstiche heilen? 50

Lebensenergie fließt in bestimmten Leitbahnen:
Eine der großen Entdeckungen der Akupunkturlehre 51

KAPITEL 7
Yin und Yang: Elemente der Lebenskraft –
Ein Blick auf das fernöstliche Gesundheitsdenken 55

Die Akupunktur: neue Impulse
für die westliche Medizin 57

Der Zusammenhang zwischen bestimmten
Krankheiten und Akupunkturpunkten
läßt sich nachweisen 61

KAPITEL 8
Erst Yin und Yang im Ausgleich
ergeben Harmonie und Gesundheit 63

Ein paar Gedanken zum Titelbild dieses Buchs 63

KAPITEL 9
Wie der chinesische Heilenergiestrahler funktioniert 65

Der chinesische Heilstrahler:
Eine Lampe, die es in sich hat 65

Der Heilenergiestrahler erinnert den menschlichen
Körper an seinen gesunden Schwingungszustand 65

KAPITEL 10
Bei welchen Krankheiten sich der Energie-Heilstrahler aus China besonders gut einsetzen läßt 71

KAPITEL 11
Wie Sie mit dem Heilenergiestrahler
konkret umgehen können 75

Anleitung 75

Worauf Sie bei der Behandlung
mit dem Energiestrahler achten sollten   76

Abbildungen der zu behandelnden Körperstellen   79

KAPITEL 12
Erstverschlimmerungen   141

KAPITEL 13
Der Energiestrahler wirkt um so stärker,
je mehr unser Leben mit den Gesetzen der Natur
und des Kosmos in Einklang steht   143

Unser eigener Beitrag zu einem
gesunden und langen Leben   143

Test   145

Und so können Sie testen, ob Sie ein Yang- oder
ein Yin-Typ sind: Die günstigste Ernährung für
jeden Typ   145

Bewegung   150

Denken   152

KAPITEL 14
Heilungsbeispiele   154

Knochenentzündung am Kiefer, Infektionsneigung,
Nackenverspannung, Darmstörungen   154

Chronische Neurodermitis   155

Chronische Bronchitis   155

Starke Schmerzen im Knie mit Schmerzstrahl
vom Knöchel bis zur Bandscheibe, Schlafstörungen
infolge der Schmerzen   156

Über 15 Jahre hinweg wiederkehrende Beschwerden
der Halswirbelsäule mit Ausstrahlung zum rechten
Schulterblatt und der rechten Oberarmaußenseite   157

Offenes Bein   159

Chronische Kieferentzündung, Bluthochdruck   159

Chronische Rückenschmerzen   160

Mykose (Pilzerkrankung) an den Fingernägeln   160

Schuppenbildung auf der Kopfhaut   160

Schuppenflechte (Psoriasis)   161

Schlaganfall   161

Fisteln in der Achselhöhle   161

Tiefe Schnittwunde am Finger   162

Arthrose in der rechten Hand und im Knie   162

Schlafstörungen, Angina pectoris-Anfälle   162

Bluthochdruck, Herzrhythmusstörungen, Schlafstörungen, schwere Angstzustände   163

Schlaganfall   165

Schlaflosigkeit, Nackenschmerzen   165

Stirnhöhlenvereiterung   165

Grippe   166

Ischias, Sehnenverkürzung an den Fingern   166

Schulterentzündung, Bluthochdruck   166

Ohrensausen   166

Bronchitis   167

beginnende Blutvergiftung (Sepsis)   167

Zahnvereiterung   167

Zahnfleischentzündung   167

Menstruationsbeschwerden 168

Migräne 168

Lähmung nach Schlaganfall 168

Schlafstörungen, nächtliche Unruhe, Bluthochdruck 169

KAPITEL 15
So finden Sie die Bestrahlungsstellen für die einzelnen Krankheiten

Verzeichnis der Krankheiten von A bis Z 170

Literatur 173

Weitere Informationen, Bezugsquellen ... 175

Vorwort

Die Zukunft gehört der energetischen Medizin. Sie ist in erster Linie eine Medizin der Schwingungen. Krankheit versteht sie als ein Abweichen vom harmonischen Schwingungsbild. Heilung tritt dann ein, wenn es gelingt, die Harmonie der Schwingungen im Organismus wiederherzustellen.

Von der modernen Physik her wissen wir, daß alles im Kosmos aus Schwingungen besteht. Nichts ist feste Materie. Die Ergebnisse dieser Wissenschaft sind meßbar und prüfbar. Die Naturmedizin, vor allem die Homöopathie, beruht auf diesen Erkenntnissen. Sie mutet dem Kranken nicht länger zu, seinen Körper durch chemische Gifte der Pharmazieindustrie zusätzlich zu der eigentlichen Krankheit zu belasten. Im Gegensatz zur Schulmedizin genügt es der Naturmedizin auch nicht länger, sich mit der Beseitigung eines Krankheitssymptoms zu begnügen, an dessen Stelle dann ein neues tritt, etwa nach dem Motto: „Ihre Nieren arbeiten wieder. Zwar ist jetzt die Leber krank. Aber wir haben alles voll im Griff!" – Und schon folgt das nächste Medikament, eins mit wieder anderen Nebenwirkungen. Und nach und nach entwickelt sich aus einem akuten Krankheitsgeschehen ein chronisches. Der Organismus wird insgesamt immer stärker belastet und vergiftet. Allergien treten auf. Die körpereigene Abwehr läßt nach. Der übliche Leidensweg durch die Instanzen der Schulmedizin beginnt ...

Immer mehr Kranke sind heute nicht länger bereit, der Schulmedizin auf einem Weg zu folgen, der sie nur noch tiefer in die Krankheit treibt. Die Behandlung von Kranken mit der chemischen Keule ist gegen die Natur. Sie schwächt die Lebenskraft des Menschen, anstatt sie zu stärken.

Die Schulmedizin des Westens kennt den Begriff Lebenskraft nicht einmal. Dagegen wissen die Gesundheitssysteme vieler Völker seit Jahrtausenden um die zentrale Bedeutung dieser Lebensenergie. Das gilt für das tibetische, das indische und das chinesische Heilwesen ebenso wie für die schamanische Medizin der Indianer. Dort ist den Heilern seit uralter Zeit bewußt, daß das Fließen und die Aufnahme der Lebensenergie mit der Atmung zusammenhängt, mit der Körperhaltung, der Nahrung, mit dem Denken und Fühlen, mit dem Lauf der Jahreszeiten, den Gesetzen der Natur und des Kosmos.

Die Heiler vieler alter Kulturen sehen seit jeher ihre Aufgabe darin, Krankheit zu heilen, indem sie den Fluß der Lebensenergie stärken. Wir müssen dieses Wissen heute mühsam zurückimportieren (vieles ist unwiederbringlich verloren), wenn wir aus der Sackgasse herausfinden wollen, in der unser chronisch krankes Gesundheitswesen steckt.

Dieses Buch will einen Beitrag hierzu leisten, indem es einen Weg zu einfachen, doch die Lebenskraft äußerst wirksam stärkenden Heilmethoden zeigt. Dieser Weg beruht auf dem Jahrtausende alten Wissen der Völker. Zugleich nutzt er aber auch die Möglichkeiten modernen technischen Wissens.

In unserem **Arbeitskreis: gesund leben** haben wir mit dem Heilenergiestrahler aus China gearbeitet, geforscht, erprobt und Heilungsberichte gesammelt. Die Ergebnisse sind so überzeugend, daß wir sie einem größeren Kreis von Leserinnen und Lesern vorstellen wollen, die für neue Wege der Heilung in Einklang mit der Kraft der Natur und des Kosmos aufgeschlossen sind. Wir möchten sie ausdrücklich ermutigen, selbst auszuprobieren und Erfahrungen mit dem Heilstrahler zu sammeln. Denn noch sind nicht alle Anwendungsmöglichkeiten bekannt. Die Zahl der Krankheiten auf dieser Welt ist so unendlich groß, daß Jahrzehnte vergehen werden, bis der Energiestrahler aus China an ihnen allen auf seine Heilwirksamkeit getestet sein kann.

Wir freuen uns, wenn Sie uns Ihre persönlichen Erfahrungen mitteilen, vor allem zu Krankheitsbildern, die in diesem Buch noch nicht berücksichtigt sind. Wir freuen uns auch über kritische Vorschläge, wie sich dieses Buch bei künftigen Auflagen verändern und verbessern läßt. Wenn Sie Fragen zur Thematik haben, wollen wir gern versuchen, Ihnen weiterzuhelfen. Die Anschrift des *Arbeitskreises: gesund leben* finden Sie am Schluß dieses Buchs.

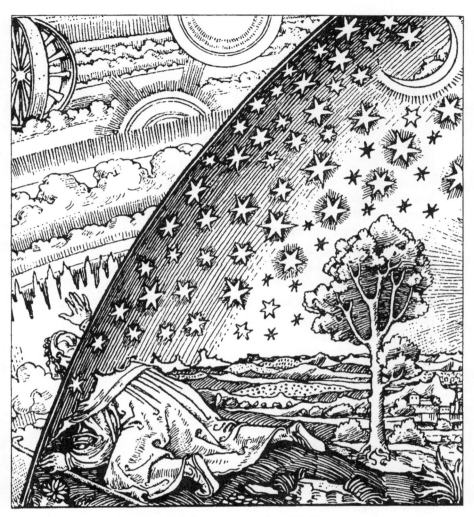

ABBILDUNG 1: Durchbruch (nach einem alten Stich)
In der Geschichte der Menschheit durchbrachen immer wieder einzelne Menschen die Grenzen des bisherigen Weltbildes ihrer Zeit. Manchmal bezahlten sie ihren Mut mit dem Leben oder mit ihrer Freiheit. Oft zwangen die Mächtigen sie zu widerrufen oder zu schweigen. Doch nie ließ sich der Durchbruch zu einem neuen Weltbild dauerhaft verhindern. Gegenwärtig stehen wir inmitten einer solchen Umbruchsituation im Heilwesen. Alte, dogmatisch erstarrte Vorstellungen der Schulmedizin beginnen zu bröckeln. Visionen neuer, alternativer Heilmethoden zeichnen sich ab.

Hinweis

Bei allen gefährlichen und unklaren Krankheitsbildern sollte in jedem Falle zunächst eine ärztliche Diagnose gestellt werden. In solchen Fällen können Sie den Strahler ergänzend zum ärztlichen Behandlungsplan einsetzen.

Dank

Als Autor möchte ich all denen danken, die an der Erprobung des Energieheilstrahlers aus China und am Zustandekommen dieses Buchs mitgewirkt haben: den Mitgliedern unseres Arbeitskreises für ihren tatkräftigen Einsatz, Kurt Strohecker und seiner Frau Xue Quin für ihre Geduld und dem Verleger dieses Buchs für seine Aufgeschlossenheit und sein Engagement gegenüber neuen Heilwegen, die den Menschen ein Stück ihrer Selbstverantwortung zurückgeben. Vor allem aber danke ich dem, der mich Lebensenergie erfahren ließ.

Warendorf-Einen, im Juli 1997

Dr. Günter Harnisch

KAPITEL 1

Leben ist Licht

Ein Sonnenstrahl reicht aus, um viel Dunkel zu erhellen. Dieser Satz, Franz von Assisi hat ihn gesagt, läßt sich auf mehrere völlig verschiedene Arten verstehen. Und er enthält so grundsätzliche Aussagen, daß es sich lohnt, ihn diesem Buch als Motto voranzustellen.

In welchem Maße Licht rein biologisch unser Befinden beeinflußt, spüren wir am deutlichsten, wenn uns nach langen dunkelgrauen Winterwochen zum ersten Mal wieder ein Sonnenstrahl trifft. Die westliche Medizin kennt heute das Krankheitsbild „Winterdepression". Sie behandelt es mit Erfolg, indem sie die Kranken einer starken Lichtquelle aussetzt.

Unsere Ahnen gaben ihrem Wissen um die lebenserhaltende, aber auch um die spirituelle Bedeutung des Lichts Ausdruck, indem sie die Sommersonnenwende, den längsten Tag des Jahres, und andere mit der Sonne zusammenhängende Feste rituell feierten. Sie verehrten die Sonne als Gottheit und das Feuer, diesen Sonnenabkömmling, als Licht- und Wärmespender.

Den meisten modernen Menschen sind diese Jahrtausende alten Gebräuche nicht mehr bewußt. Dennoch knüpfen sie an diese Traditionen an, wenn sie in den Kirchen – nicht nur zu Weihnachten – Kerzen anzünden oder bei politischen Bürgeraktionen Lichterketten gegen die Hoffnungslosigkeit bilden.

Licht hat ganz konkret etwas mit Heilung und mit Gesundheit zu tun. Das beweisen die Ergebnisse der verhältnismäßig jungen und noch wenig bekannten Biophotonen-Forschung des deutschen Biophysikers Professor Dr. Fritz-Albert Popp. Denn jede lebendige Zelle, so konnte Popp nachweisen, strahlt Licht ab, Photonen, wie die Biophysiker diese kleinsten Lichteinheiten nennen. Je gesünder und vitaler die Zelle ist, um so stärker strahlt sie. Popp entwickelte Geräte, mit denen man diese Biophotonen zählen und messen kann. Auf diese Weise läßt sich selbst die Lichtqualität eines Nahrungsmittels feststellen.

Das Wissen um „Lichtnahrung" war schon sehr viel früher vorhanden. Jakob Lorber, der große Prophet des vorigen Jahrhunderts, sprach in seinem Werk bereits in den Jahren um 1851 von Sonnennahrung. Und er gab detaillierte Anweisungen, wie sie sich mit Hilfe blauer Gläser, die man dem Sonnenlicht aussetzt, herstellen läßt: ein Verfahren, das heute stark an Bedeutung gewinnt, vor allem im Bereich der Naturheilmittel. Man glaubt wichtige Botschaften bei uns meist erst, wenn sie mit wissenschaftlichen Methoden zählbar, wägbar und meßbar sind. Auch die Aura des Menschen, auf alten Bildern oft als Heiligenschein dargestellt, ist inzwischen mit Hilfe moderner technischer Geräte meßbar.

Der Zusammenhang mit der Lichtqualität von Nahrungsmitteln veranlaßt Professor Popp zu der Feststellung: „Primär sind wir nicht Kalorienesser, auch nicht Fleischfresser, Vegetarier oder Allesfresser, sondern Lichtsäuger." Leben ist in der Tat für die allermeisten Wesen auf dieser Erde ohne Licht nicht denkbar. Menschen, denen man über längere Zeiträume das Licht entzieht, werden krank.

Licht ist Lebensenergie. Und in diesem Zusammenhang läßt sich auch die Bedeutung des Energiestrahlers aus China sehen. Er strahlt in einer Frequenz von 700 bis 1000 Nanometer. Sie gehört zum Sonnenlichtspektrum, wenngleich sie bei der chinesischen Heillampe eher als Transportmittel für die von einer Spezialtonplatte abgegebenen Heilschwingungen dient.

Lichterlebnisse spielen selbst bei zahlreichen sogenannten transpersonalen, die Grenzen unserer Alltagspersönlichkeit überschreitenden Erfahrungen eine zentrale Rolle. In nahezu allen Nahtoderfahrungen der verschiedensten Epochen und Kulturräume bis in unsere moderne Gesellschaft hinein berichten Menschen, die an der Schwelle des Todes standen, aber ins Leben zurückkehrten, von überwältigenden Lichterlebnissen, verbunden meist mit dem Gefühl liebevoller Geborgenheit.

Licht als heilende Kraft läßt sich schließlich in der modernen

Therapie als bildhafte Vorstellung, von einer starken Helligkeit, von weißem oder goldenem Licht umhüllt zu sein, gezielt herbeiführen. Dies geschieht im Zustand tiefer Entspannung bei meditativen Übungen, die übrigens auch wieder aus den östlichen Kulturen stammen. Tibetanische Mönche kannten solche Übungen seit uralter Zeit.

Franz von Assisi würde den Lichtstrahl vielleicht als Kraft Gottes kennzeichnen, welche die Finsternis aus Hoffnungslosigkeit, Krankheit und Elend auf der Welt durchdringt.

Und ein chinesischer Patient, den man mit dem Heilenergiestrahler erfolgreich behandelte, äußerte seine Begeisterung in für unsere Ohren vielleicht ein wenig steif klingendem Amtschinesisch:

„Die Energiequelle ist eine revolutionäre Erfindung und wird den Menschen Wohlbefinden und Glück als Vorausssetzung für ein konfliktfreies Zusammenleben bringen!"

Doch auch er hat Recht: Wer gesund ist, fühlt sich wohl an Körper und Seele. Er gewinnt damit die wichtigste Voraussetzung, sich glücklich zu fühlen. Und wer sich glücklich fühlt, ruht in sich selbst. Er wird in Konfliktsituationen weniger agressiv, eher gelassen reagieren: Gesundheit als ein Beitrag zum Frieden.

KAPITEL 2

Die geniale Erfindung des chinesischen Biochemikers Shi Zong Ming und ihr Weg um die Welt

Der Boden, auf dem die Menschen leben, entscheidet mit über Gesundheit und Krankheit

Tief im Süden Chinas gibt es eine Gegend, in der die Menschen auffallend gesund sind und extrem lange leben. Auch die Tiere auf den Weiden gedeihen dort besonders gut. Und das Wachstum auf den Feldern ist üppig. Viele Menschen in China wußten um dieses Paradies an Vitalität und Fruchtbarkeit. Aber Shi Zong Ming, dem Biochemiker und Erfinder des chinesischen Heilenergiespenders, gelang es als Erstem, seinem Geheimnis auf die Spur zu kommen. Er fuhr selbst in diese Region, um die Lebensbedingungen der Menschen dort genauer unter die Lupe zu nehmen. Was er herausfand, war so überraschend wie einfach: Das Geheimnis lag in der Beschaffenheit des Bodens. Sie schuf buchstäblich die Grundlage für die ungewöhnliche Gesundheit und Langlebigkeit der Menschen und Tiere, die auf diesem Boden lebten. Die Erde dort enthielt viel Ton und eine ungewöhnlich breit gestreute Palette an Mineralien.

Die Erkenntnis, daß die Bodenbeschaffenheit Rückschlüsse auf den Gesundheitszustand der Menschen zuläßt, die ihr Leben lang auf diesem Boden wohnen, ist an sich nicht neu. Bei uns im Westen haben Forscher Zusammenhänge zwischen Bodenbeschaffenheit und Krebshäufigkeit gefunden. Nur: Shi Zong Ming ging mehrere Schritte weiter. Er wählte einen positiven Denkansatz. Nicht Krankheit und Bodenbeschaffenheit, sondern Gesundheit und Qualität der Erde interessierten ihn. Und er fand darüber hinaus einen Weg, seine dabei gefundenen Erkenntnisse anzuwenden: Er schuf ein genial einfach zu handhabendes, therapeutisch hochwirksames Instrument, das jedem Menschen auf der ganzen Welt die Möglichkeit schafft, an den paradiesischen Gesundheitsbedingungen jener abgelegenen Region irgendwo im Süden des Riesenlandes China teilzuhaben.

Das ist eine Pionierleistung ungewöhnlicher Art. Die Forscher, Kliniker und Gesundheitsbehörden in China erkannten ihren hohen Wert für die Gesundheit ihres Landes. Sie genehmigten den serienmäßigen Bau des Heilenergiestrahlers und förderten Shi Zong Ming, wo sie nur konnten. Er erhielt geeignete Produktionsstätten in Tianjin, in denen inzwischen 6000 Mitarbeiter seinen Lebensenergiespender Zi Zhu in Serienproduktion herstellen. Und er fand südkoreanische Geldgeber.

Der Erfolg breitet sich aus ...

Der Erfolg verbreitete sich schnell über die Grenzen Chinas hinaus bis ins westliche Ausland. 1991 erhielt Shi Zong Ming auf der 40. weltweiten Erfindermesse „Eureka" in Brüssel die Goldmedaille für seine Erfindung und den Orden „Merite de l'invention". Schon 1989 erfolgten erste klinische Untersuchungen an mehr als 2600 Patienten, die bemerkenswerte Heilungserfolge dokumentierten. Professor Wang Hongtu, Direktor der Lehr- und Forschungsabteilung an der bis ins westliche Ausland hin bekannten und angesehenen* „Schule für traditionelle chinesische Medizin" in Beijing faßte das Ergebnis der Tests so zusammen:

„Mit dem Gerät kann man eine umfassende Regulation und Heilung erzielen. Zum Beispiel läßt sich Hypertonie (Bluthochdruck) ebenso heilen wie Hypotonie (niedriger Blutdruck), was

---

*Eisenberg 1990. Der amerikanische Arzt Dr. Eisenberg unternahm bereits in den Jahren 1979-1985 Forschungsreisen nach Beijing, um dort an Ort und Stelle die Besonderheiten des traditionellen chinesischen Heilsystems zu studieren, das weitgehend auf einer Förderung des Lebensenergieflusses beruht.

belegt, daß durch das Gerät das Mißverhältnis der körpereigenen Funktionen beseitigt wird und gegensätzliche Leiden reguliert werden können."

Der Erfinder gab seinem erstaunlichen Lebensenergiespender bewußt den Namen Zi Zhu – zu deutsch: „Hilf dir selbst". Er unterstrich damit seine Absicht, ein Heilgerät zu entwickeln, das auch medizinische Laien problemlos bedienen und ohne schädliche Nebenwirkungen nutzen können.

Er selbst hatte in seiner unmittelbaren Umgebung nicht gerade die besten Erfahrungen mit den pharmazeutischen Segnungen westlicher Medizin hinter sich: Seine Mutter starb an einer langsamen Medikamentenvergiftung durch Rheumamittel – Anlaß für ihn, sich auf die überlieferten Grundlagen der chinesischen Medizin zu besinnen und sie mit Hilfe moderner Technik weiterzuentwickeln.

Die geistigen Ahnen des Energiestrahlers Zi Zhu im Osten und im Westen

Der Gedanke, Mineralien, Spurenelemente und andere, bis heute noch nicht in allen Einzelheiten erforschte Wirkungsstoffe des Erdbodens zur Heilung von Krankheiten zu nutzen, ist seit Jahrtausenden bekannt. So wandten beispielsweise die Essener, eine vorchristliche spirituelle Gemeinschaft am Toten Meer, bekannt als hervorragende Heiler, Lehmpackungen bei allen möglichen rheumatischen Erkrankungen an.* Ähnliche Berichte liegen aus dem alten Ägypten vor. Jakob Lorber, der Prophet aus dem 19. Jahrhundert, weist auf die Heilwirkung sogenannter Lebensgrotten in Asien hin. In diese Grotten, ebenso aber in das Erdreich ihrer näheren Umgebung, legten Heilkundige ihre Kranken. Man bedeckte sie fast vollständig mit Erde und konnte sie auf diese

---

*Bordeaux Székely 1988

Weise von ihren Krankheiten befreien.** Selbst bei uns nutzt man trotz aller Hinwendung zur modernen Pharmazie immer noch erfolgreich Moorpackungen bei einer Vielzahl von Leiden, angefangen bei Rheuma, bis hin zu Frauenleiden und Unfruchtbarkeit.

Das Anwenden der Mineralstoffe aus dem Boden ist *ein* Schritt auf dem Weg zur Erfindung des Zi Zhu-Energiestrahlers, sicherlich ein wichtiger. Aber wie meist bei genialen Erfindungen, so hat die Idee auch hier mehrere Väter. Einer ihrer Ahnen in Europa ist beispielsweise die biochemische Mineraltherapie des Dr. Schüßler aus Oldenburg, die heute innerhalb der Naturheilbewegung wieder stark an Bedeutung gewinnt. Schüßler ließ seine Patientinnen und Patienten bestimmte mineralische Wirkstoffe in homöopathischer Potenzierung einnehmen, die ihrem Körper fehlten. Dabei ging es nicht um ein Ergänzen fehlender Mineralien, sondern um ein Anregen der Selbstheilungskräfte durch energetisches Nutzen der in den Mineralien enthaltenen Heilinformationen.*

Weitere – diesmal chinesische – Vorfahren des Zi Zhu-Energieheilgeräts sind die Moxa-Therapie und die Akupunkturlehre der Jahrtausende alten traditionellen chinesischen Gesundheitslehre.

Bei der Akupunkturlehre aktiviert der Heiler bestimmte Energiepunkte des Körpers mit Hilfe von Nadeln, heute auch mit Lasergeräten oder auf andere Weise, zum Beispiel durch Fingerdruck (Akupressur), um auf diese Weise die Lebensenergie Chi wieder zu gleichmäßigem Fließen anzuregen.

Ähnlich geht die Moxa-Therapie vor: Auf bestimmten Akupunkturpunkten verbrennt der Therapeut Heilkräuter, wobei die entstehende Wärme und der Rauch der Heilkräuter im Heilungsgeschehen offenbar zusammenwirken.

---

* Zur Dr. Schüßler-Mineraltherapie im einzelnen s. Harnisch 1996.
** Jakob Lorber: Himmelsgaben, Band 3, S. 339

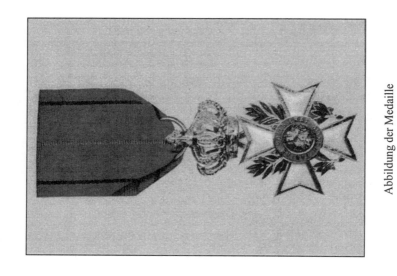
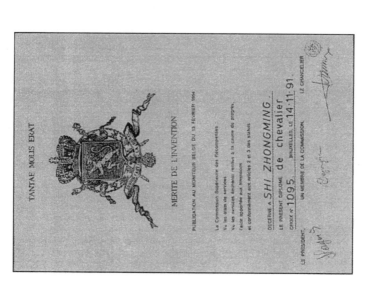

Urkunde in französischer Sprache   Abbildung der Medaille

ABBILDUNG 2: Ehrung mit einer Medaille bei der Welterfindertagung 1991 für den Erfinder Shi Zhong Ming.

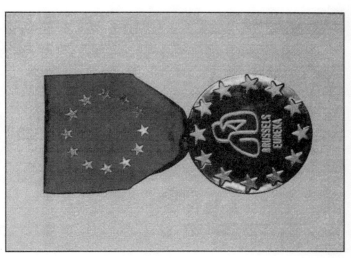
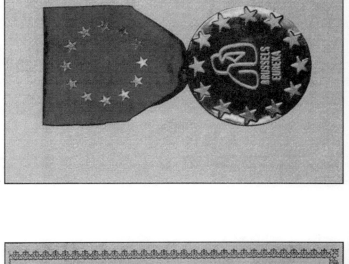

Urkunde in französischer Sprache   Abbildung der Medaille

ABBILDUNG 3: Ehrung mit einer Goldmedaille der 40sten weltweiten Erfindermesse „EUREKA" 1991 für den Erfinder Shi Zong Ming.

能量型康復器評審意見書

評審單位	評 審 人	尉中民
北京中醫學院	職 稱	副教授
	評審日期	1989.9.25

評審意見：

本康復器是通過溫熱療法治療疾病，符合中醫傳統療法，且內含有人體所需多種微量元素，經過理化檢驗，均無放射性污染亦無毒性。因此用於醫療與康復保健可以肯定是有益的。

治療中使用經穴部位，主要在四肢、腹部、背部及病痛處，尤其背部督脈、總督一身之陽，符合《靈樞經》"以痛爲俞"之所在，病位取穴，可以疏通氣血，調整臟腑功能，符合中醫經絡理論，通過治療，治療範圍亦相當廣泛。本康復器體積小，便于携帶，使用方法簡便，具有推廣價值，建議找產，盡快用於臨床。

能量型康復器評審意見書

評審單位	評審人	寇祖望
北京中醫學院（基礎部印）	職稱	副教授
	評審日期	1989.9.25

評審意見：

本康復器是通過熱療法治療疾病，符合中醫傳統療法，且內含有人體所需多種微量元素，經過理化檢驗，均無放射性污染亦無毒性，因此用於醫療保健是有益的。

在治療中使用經穴部位，主要在四肢、腹部、背部及背部的督脈，心其背部督脈、總督一身之陽，時病痛經穴與之配合使用，符合取穴大法，令"以痛爲俞"以痛治病"之原則，附之附，附合門經絡"以痛爲俞"通論，治法治及范圍相當廣泛，本康復器體積小，使於携帶，使用方法方便，具有推广价值，建议找产，尽快用於临床。

Bericht der Beurteilung des Energieheilgerätes

Berichtende Einheit: Beijing, Institut für traditionelle chinesische Medizin
Verfasser des Berichts: Wei Zhongmin
Stellung: Dozent
Datum: 25.09.1989

Dieses Energieheilgerät heilt mittels Wärme. Das entspricht der Methode der traditionellen chinesischen Medizin. Zudem enthält es alle für den menschlichen Körper erforderlichen Spurenelemente. Sie werden beim Schmelzprozeß abgegeben. Außerdem entstehen weder giftige Begleiterscheinungen noch radioaktive Verschmutzung. Daher kann man bei der Anwendung mit Gewißheit davon ausgehen, daß in Bezug auf Heilung sowie für prophylaktische Zwecke gute Ergebnisse zu erwarten sind.

Bei der Anwendung nutzt man die aus der Akupunkturbehandlung bekannten Punkte. Dies geschieht überwiegend an den vier Gliedmaßen, an Bauch und Rücken und zusätzlich an der erkrankten Stelle selbst. Besonders wichtig sind die Punkte am Rücken, vor allem „Dumai" (Hauptleitbahn in der Vertikalen), der das „Yang-Qi" (den männlichen oder positiven Lebensatem) im ganzen Körper reguliert. Der Punkt an der Harnblase kontrolliert die inneren Organe. Behandelt man nun die betroffene Stelle und die Punkte, so entspricht dies der Theorie des Werkes „Lingshujing", und man vermag die Blutkanäle zu lenken, die Tätigkeit der Organe zu verbessern, was der Theorie des „Jingluo" (Blutkanäle und Akupunkturpunkte als Netz auf dem Körper) der traditionellen chinesischen Medizin entspricht. Die Heilergebnisse sind daher sehr vielversprechend. Der Energieheiler ist platzsparend, leicht zu transportieren und einfach in der Handhabung. Er ist wertvoll und sollte in der klinischen Behandlung zur Anwendung kommen. Somit ist es erforderlich, daß der Energieheiler so schnell wie möglich produziert wird.

能量型康復器評審意見書

評審單位	基礎醫學院	評審人	林金森
		職 稱	副研究員教授
		評審日期	1989.9.26

評審意見：

該儀器是根據人體信息感應的特有規律，選用多種元素成份，使其在受熱后激發放出某些符合于人體能量特征的能量形態，以達到調節治療人體內由于其正常機能紊亂所造成的某些病態，這一基理是具有科學性的。

該儀器已經臨床應用，對多種疾病取得一定效果，且具有小巧靈活使用方便等特點，與其它類似康復儀器比較價格便宜，因此，具有推廣應用的價值。

能量型康復器評審意見書

評審人	林金森
職稱	付研究员 副教授
評審日期	1989.9.26

評審意見：

该仪器是根据人体接受信息感应的特有规律选用多种元素的成份, 使其在受热后激发放出某些符合于人体机制的能量形态以达到调节治疗人体内由于其正常机能紊乱所造成的某些病态, 这一基理是具有科学性的。

该仪器已经临床应用, 对多种疾病取得一定效果, 且具有小巧灵活使用方便等特点, 与其他类似康复仪器相比价格稳定, 因此具有推行应用的价值。

Bericht der Beurteilung des Energieheilgeräts

Berichtende Einheit: Institut für Basismedizin
Berichtverfasser: Lin Jinshen
Stellung: Professor, stellvertretender Wissenschaftsrat

Dieses Gerät basiert auf den besonderen Gesetzmäßigkeiten der dem menschlichen Körper eigenen Wechselbeziehungen. Zur Wirkung werden etliche Spurenelemente genutzt, welche nach Erwärmung anregen und bei der Abgabe der energetischen Merkmale denen von Funktion und Wirkung im menschlichen Körper entsprechen. Dadurch erzielen sie eine heilende Wirkung auf das Körperinnere und die gesunden Funktionen vertreiben Unregelmäßigkeiten ohne Rücksicht darauf, durch welche Krankheit sie ausgelöst worden sind. Diese Theorie basiert auf wissenschaftlichen Erkenntnissen.

Dieses Gerät wurde bereits klinisch erprobt, und es hat bei den verschiedenartigsten Leiden gute Heilerfolge erzielt. Es selbst ist klein, handlich und einfach zu handhaben. Verglichen mit ähnlichen Heilgeräten ist es wertvoller und seine verbreitete Nutzung wäre sehr zu begrüßen.

能量型康復器評審意見書

評審單位	評 審 人	王洪圖
北京中醫學院	職　務	教研室主任教授
	評審日期	1989.9.26

評審意見：

經物理檢驗證實，該器能量盤發出部特定熱源激發後，容易被人體接受，並對生理機制產生明顯的完全模擬了人體紅結構的基本組成，因而其治療效果尤于"遠紅外"、"TDP"等其它類似產品。

該器施治部位，主要在于四肢及腹、背，其中腹背部屬于任、督和膀胱經脈，任脈承任一身之陰，督脈總督一身之陽，而五臟六腑之俞皆在背部膀胱經上。因此在這些部位上有選擇地施治將具有調節陰陽、輸通腑氣機的作用，從而具有廣泛的康復與治療作用。例如其既可治高血壓又可治低血壓，說明對人體功能失調，具有雙相調節作用。建議盡快投產。

能量型康復器評審意見書

評審單位	評審人	王洪圖
中醫學院基礎部（印章）	職稱	教研室主任教授
	評審日期	1989年9月26日

評審意見：

經物理檢驗證實，該器能量盤受到特定熱源激發后，所產生的包括紅外在內的綜合性能量束，容易被人體接受，並對生理機制產生明顯的綜合性能互補作用。這是由于其所含元素模擬了人體結構的基本組成，因而其治療效果尤于"遠紅外"、"TDP"等其它類似產品。

該器施治部位，主要在于四肢及腹、背，其中背腹部屬于任、督和膀胱經脈，任脈承任一身之陰，督脈總督一身之陽，而五臟六腑之俞皆在背部膀胱經上。因此在這些部位上有選擇地施治將具有調節陰陽、輸通腑氣機的作用，從而具有廣泛的康復與治療作用。例如其既可治高血壓又可治低血壓，說明對人體功能失調，具有雙相調節作用。建議盡快投產。

Bericht der Beurteilung des Energieheilgeräts

Berichtende Einheit: Beijing, Institut für traditionelle chinesische Medizin
Berichtverfasser: Wang Hongtu
Stellung: Professor, Seminarleiter
Datum: 26.09.1989

Wie physikalische Tests belegen, produziert die Energieplatte des Energieheilgerätes, nachdem sie durch innere Wärme angeregt wurde, unter Einbeziehung von Infrarotstrahlung komprimierte, gebündelte Energie, welche vom menschlichen Organismus leicht aufzunehmen ist. Außerdem hat das Gerät deutlich regenerierende und kontrollierende Wirkung auf körperinhärente Produktionsprozesse. Dies hängt unter anderem mit den darin enthaltenen Elementen zusammen, die die körpereigenen nahezu deckungsgleich imitieren und so die Grundlage für die Struktur bilden. Die Heilerfolge sind besonders mit den durch „Weitinfrarot", „TDP" und ähnliche Heilmittel erreichbaren Erfolgen vergleichbar. Die Behandlungspunkte beschränken sich weitgehend auf die vier Gliedmaßen, Brust und Rücken. Unter diesen zählen Brust und Rücken zu den horizontalen und vertikalen, wie Harnblase und Nervenkanäle. Dabei beeinflussen die horizontalen Kanäle das Yin, die Hauptleitbahn und die vertikalen Leitbahnen das Yang. Die inneren Organe sind alle über den Rücken und die Harnblasenpunkte zu beeinflussen. Folglich kann man unter Berücksichtigung und sorgfältiger Auswahl aus diesen Heilpunkten sowohl eine Regulierung von Yin und Yang erreichen, als auch das „Qi" in Bauch und Unterbauch beeinflussen. Man kann damit also eine umfassende Regulation und Heilung erzielen. Zum Beispiel läßt sich Hypertonie ebenso wie Hypotonie heilen, was belegt, daß durch das Gerät das Mißverhältnis der körpereigenen Funktionen beseitigt wird und gegensätzliche Leiden reguliert werden können. Das Gerät sollte rasche Verbreitung finden und die Produktion so schnell wie möglich aufgenommen werden.

能量型康復器評審意見書

評審單位	評審人	職稱	程士德 教授
北京中醫學院基礎部			評審日期 1989.9.26

評審意見：

本人體康復器的設計,是符合中醫藥物薰蒸的古老傳統療法的。從其應用來說,既比中醫傳統方法簡便,而又節省,所用藥物成份已經理化檢驗,既無放射性污染,又無毒性成份和毒體揮發,據臨床試用1151例的分析,對21種疾病總的平均有效率在90%以上,故本康復器有推廣應用的價值。

程士德
1989.9.26

能量型康復器評審意見書

評審單位	評審人	職稱	程士德 教授
北京中醫學院基礎部			評審日期 1989年9月26日

評審意見：

本人体康复器的设计,是符合中医药物薰蒸的古老传统疗法的,从其应用来讲,现比中医传统方法简便,而又节省,所用药物成份以经过理化检验,既无放射性污染,又无毒性成份和毒体挥发,据临床试用1151例的分析,对21种疾病总的平均有效率在90%以上,故本康复器有推广应用的价值。

程士德
1989.9.26.

Bericht der Beurteilung des Energieheilgeräts

Berichtende Einheit: Beijing, Basisabteilung des Instituts für traditionelle chinesische Medizin
Berichtverfasser: Cheng Shi De
Stellung: Professor
Datum: 26.09.1989

Die Zusammensetzung des Energieheilers entspricht in den Arzneimitteln und der Moxibustion (Heilung durch heiße Dämpfe, welche durch das Abbrennen von Stäbchen aus Heilkräutern – über einem bestimmten Punkt am Körper – erzeugt werden) der traditionellen chinesischen Medizin und den oft überlieferten Heilmethoden. Hinsichtlich der Anwendung ist das Gerät einfacher zu handhaben als die anderen traditionellen Heilmethoden und überdies noch sparsam. Alle angewandten Arzneimittel sind bereits physikalisch überprüft und es entsteht keinerlei radioaktive Verschmutzung. Auch werden keinerlei giftige Bestandteile oder Giftgase abgegeben. Klinische Tests in 1151 Fällen haben belegt, daß bei 21 verschiedenen Leiden eine Heilungsrate von über 90% erzielt wird. Der Energieheiler ist es wirklich wert, weitverbreitete Anwendung zu finden.

Cheng Shi De, 26.09.1989

能量型康復器評審意見書

评审单位	赤峰市医疗器械所		
评审人姓名	张晓晨	职务职称	工程师
评审日期	1989. 9. 28		
评审意见	1 所辐射光谱波长段 700nm—1000nm 正好是人体最易吸收的红外波段。 2 其能量盘中所含的元素的种类及范围完全模拟了人体结构的基本组成。因而产生的综合性能量束必然能够较好地符合人体能量感应的特有规律。 3 本品治疗中所谈及的"能量"的概念，必须从物理学及生物电学的角度去理解，而不同于医学中的"能量"的概念。 4 散热方面应用的散热凸结构十分合理因凸与上手柄间形成了空气对流通道。 张晓晨 89.9.28		

赤峰市医疗器械修理所

能量型康復器評審意見書

評審單位	赤峰市醫療器械所
评审　　張曉晨	職務職稱　　工程師
評審日期	1989. 9. 28
評審意見	1、所輻射光譜波長段 700nm——1000nm 正好是人體最易吸收的紅外波段。 2、其能量盤中所含的元素的種類及範圍完全模擬了人體結構的基本組成。因而產生的綜合性能量束，必然能夠較好地符合人體能量感應的特有規律。 3、本品治療中所談及的"能量"的概念，必須從物理學及生物電學的角度去理解，而不同于醫學中的"能量"的概念。 4、散熱方面應用的散熱凸結構十分合理因凸與上手柄間形成了空氣對流通道。 張曉晨 89. 9. 28

Bericht der Beurteilung des Energieheilgerätes

Berichtende Einheit: Stadt Chifeng, Amt für medizinische Geräte
Berichtverfasser: Zhang Xiaochen
Stellung: Ingenieur
Datum: 28.09.1989

1. Jegliche abgegebene Strahlungslänge liegt zwischen 700 und 1000 nm, was genau der vom Menschen aufnehmbaren Infrarotwellenlänge entspricht.

2. Die Arten der auf der Energieplatte angebrachten Elemente sind vollständig den zum grundlegenden Aufbau des Körpers erforderlichen Strukturelementen des Menschen nachempfunden, was es den Elementen ermöglicht, den speziellen Regeln der Energieaufnahme des Menschen zu entsprechen.

3. Alles, was an diesem Heilgerät als Energie bezeichnet wird, muß unbedingt vom physikalischen und organisch elektronischen Standpunkt aus betrachtet werden. Dieser ist nicht zu vergleichen mit den Anschauungen von Energie im medizinischen Sinne.

4. Die vorragende Wärmeableitung ist in dieser Form des Geräts sehr gut entwickelt, zumal zwischen der vorragenden Wärmeableitung und dem oberen Griff ein (kühlender) Luftstrom verläuft.

Zhang Xiaochen, 28.09.1989

GENERALKONSULAT DER
VR CHINA IN HAMBURG

Elbchaussee 268
22605 Hamburg
Tel. 040/822 76 00
FAX 040/822 62 31

(94) HLR Zi Nr. 0823

Die Übereinstimmung der Übersetzung mit dem Original in chinesischer Sprache wird hiermit bescheinigt.

Generalkonsulat der
VR China in Hamburg

Konsul Liu Chunhua

den 17. Oktober 1994

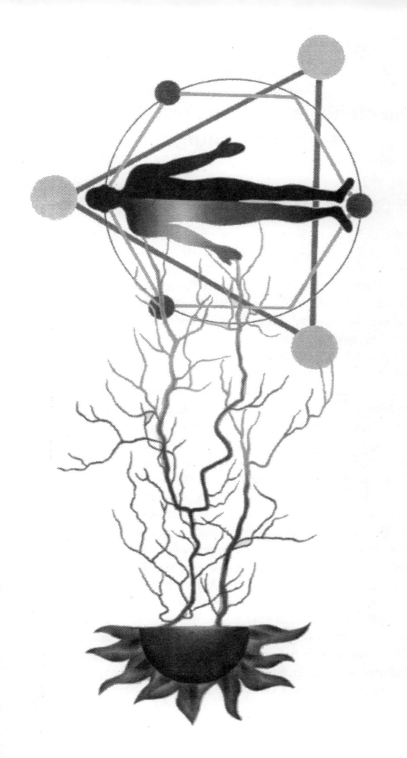

ABBILDUNG 4: Leben ist Licht. Ohne das Licht der Sonne ist Leben auf der Erde undenkbar. Licht heilt. Die Heillampe aus China strahlt ihre Energie in einer Frequenz aus, wie sie im Sonnenlicht enthalten ist.

KAPITEL 3

Die chinesische Wunderheillampe: eine Lebensaufgabe

Zu Besuch beim Alleinimporteur für Deutschland

Mein Besuch beim Alleinimporteur des China-Energie-Strahlers für Deutschland ist angemeldet. Doch die Stroheckers sind noch unterwegs: Zeit, mich ein wenig umzuschauen. Gleich links neben dem Haupteingang des Betriebsgebäudes fällt eine lebensgroße Keramik-Plastik auf. Sie stellt den Chinesenkaiser Quin Shihuangdi dar, der die chinesische Mauer vor rund 2300 Jahren erbaute. Die Büros, Montage- und Lagerräume hell und freundlich, Stroheckers Mitarbeiter hilfsbereit.

Kurt Strohecker hat sehr viel Auslandserfahrung. Er lebte Jahrzehnte seines Lebens in den Vereinigten Staaten, in Südamerika und in China. Seine Frau Xue Quin ist Chinesin. Sie stammt aus einer alten und angesehenen Arztfamilie in China.

Im gleichen Augenblick, in dem Strohecker den Raum betritt, überträgt sich seine bemerkenswerte Dynamik auf alle Anwesenden. Die Atmosphäre ist ausgesprochen yang-betont, voll Aktivität. Strohecker ist überall zugleich. Er gibt knappe, klare Anweisungen, telefoniert, versorgt mich zwischendurch mit Informationen, wechselt hinüber in den Produktionsraum. Dort überprüfen seine Mitarbeiterinnen und Mitarbeiter jede der aus China eintreffenden Lampen, damit sie dem deutschen TÜV-Sicherheitsstandard entsprechen. Blitzschnelle Aktivität scheint Stroheckers Element zu sein. Er fühlt sich offensichtlich pudelwohl in dieser mir ein wenig fremden Lebensform.

Als Unternehmer liegt ihm am Erfolg, auch finanziell. Das ist klar. Doch ihm geht es bei der chinesischen Wunderheillampe um mehr. Durch sie will er eine Botschaft vermitteln zwischen den extrem unterschiedlichen Gesundheitssystemen des Ostens und des Westens. Er will einen Weg zeigen, wie die Menschen bei uns auf einfache Weise gesünder und glücklicher leben können. Er selbst ist von seiner Botschaft spürbar felsenfest überzeugt. Sie ist sein Lebenswerk, für das er mit unglaublichem Krafteinsatz kämpft.

Seine Frau scheint ein ähnliches Energiebündel zu sein, geschmeidiger nur, yin-betont weiblich. Zusammen ergeben sie ein eingespieltes Team. Die Verständigung klappt ohne unnötige Reibungsverluste in sparsamen Worten, deutsch, chinesisch, englisch: Eine Brücke zwischen zwei Welten, zwischen zwei Heilsystemen, die sich wie Tag und Nacht unterscheiden, sich dennoch annähern und zu einer Synthese zu verschmelzen beginnen – zum Vorteil der Menschen beider großen Kulturen.

Bei seinen zahlreichen Chinareisen gab Xue Qins Vater, der chinesische Arzt, Kurt Strohecker jedesmal Heilmittel für seine unter allerlei Altersbeschwerden leidende Mutter in Deutschland mit. Eines Tages empfahl er ihm, statt Kräutermedizin und Tees aus der traditionellen chinesischen Heilkunst ihr das Zi-Zhu-Energieheilgerät mitzunehmen.

„Schon nach zweiwöchiger Anwendung waren bei meiner über 80 Jahre alten Mutter die seit langem bestehenden schweren Schlafstörungen und das Alterszittern der Hände fast vollständig verschwunden", erinnert sich Strohecker. Nach einigen weiteren Wochen normalisierte sich auch ihr zu hoher Blutdruck. Selbst die chronische Bronchitis heilte aus. Die nach einem Schlaganfall im Gesicht gebliebenen Lähmungserscheinungen begannen sich zurückzubilden.

Solche Erfolge sprechen sich schnell herum. „Prompt baten mich auch andere ältere Verwandte, ihnen ein solches ‚Wunderding', wie sie es nannten, aus China mitzubringen", berichtet er.

So begann Kurt Strohecker, den China-Energiespender in Deutschland zu vertreiben. Inzwischen hat er bereits mehrere Tausend Familien, Heilpraktiker und Ärzte mit dem Gerät ausgestattet und kann auf einen Stapel von Dankesschreiben der Käufer verweisen. Offen gesteht er ein: „Auch heute noch bin ich immer wieder erstaunt, wie so ein einfach aussehendes Gerät derart vielfältige Wirkungen auf die Gesundheit haben kann, und ich bewundere seinen Erfinder und die Weisheit der traditionellen chinesischen Medizin, auf der der Energiespender beruht, zutiefst."*

---

*Arndt 1995, 61

KAPITEL 4

Erste Eindrücke beim Gebrauch des Energiestrahlers

Wer das Gerät zum ersten Mal benutzt, spürt sehr schnell seine Wirkung. Die meisten Kranken berichten von einem wohligen Gefühl der Wärme, das sich durch den ganzen Körper ausbreitet und von einem angenehmen Kribbeln.

Ulrich Arndt berichtet in der Zeitschrift *Esotera**:

„Entspannt liege ich auf dem Bett und lasse meine Brust von dem Energiespender bestrahlen. Nur etwa fünf Zentimeter ist der ‚Lampenschirm‘ von meiner Hautoberfläche entfernt. Sehr schnell spüre ich, wie sich von der Brust ausgehend ein feines Kribbeln und bald darauf eine wohlige Wärme im gesamten Körper ausbreitet. 30 Minuten dauert diese ‚Energiespende‘, der eine Behandlung der gegenüberliegenden Rückenpartie und der dortigen Akupunkturpunkte folgt. Zwar ist die hartnäckige Erkältung, mit der ich mich seit vier Wochen herumplage, nach dieser ersten Bestrahlung nicht verschwunden. Drei bis vier Stunden lang aber kann ich sehr viel leichter durchatmen – ein Erfolg, den ich bis dahin durch andere naturheilkundliche Methoden nicht erzielen konnte."

Meine erste Begegnung mit dem Energiestrahler hatte ich am späten Abend nach einem sehr anstrengenden Arbeitstag. Ich war rund 16 Stunden zu einer Vortragsreise unterwegs gewesen, hatte eine lange Autofahrt bei Dunkelheit und Regen hinter mir und fühlte mich gestreßt, aufgebraucht und von der Fülle der Eindrücke des Tages „überdreht". Gewöhnlich schlafe ich nach solchen Streßtagen schlecht ein und wache auch während der Nacht immer wieder auf.

---

* 12/95, 58, 59

An diesem späten Abend bestrahlte ich meinen Körper an den unter „Erhalt der Gesundheit" angegebenen Punkten (s. Kapitel 11) 3 und 8 jeweils 30 Minuten lang. Ich spürte schon bald eine wohlige Wärme, die sich vom Bauchraum her durch den ganzen Körper ausbreitete. Schon nach ungefähr der Hälfte der Bestrahlungszeit fühlte ich mich immer entspannter und angenehm müde. Ich schlief an diesem Abend schnell ein und wachte erst am anderen Morgen auf – vollkommen ausgeruht und unternehmungslustig. Von dem Streßtag war keine Spur mehr geblieben.

KAPITEL 5

Warum im alten China die Ärzte Honorar nur erhielten, solange ihre Patienten gesund blieben

Nein, reich sind die chinesischen Ärzte sicher nicht. Und sie verfügen im Vergleich zu den Ärzten des Westens auch über weniger gesellschaftliche Macht. Man achtet ihr Wissen und ihre Hingabe. Doch sie verdienen oft weniger als ein Fabrikarbeiter. Im Durchschnitt erhält ein Oberarzt 59 bis 115 Yüan im Monat. Das entspricht, grob geschätzt, 60 bis 120 Mark.*

Die Rolle des klassischen chinesischen Arztes war von jeher eine völlig andere als die der westlichen Mediziner. Die Ärzte im Westen konzentrieren ihre Arbeit vor allem auf die Reparatur bereits eingetretener Schäden am Organismus ihrer Patienten, so etwa, wie man ein Auto in der Werkstatt repariert, wenn es nicht mehr richtig läuft. Sie haben hierfür einen hohen Kenntnisstand entwickelt und verfügen über ausgezeichnete technische Apparaturen. Selbst das Austauschen ganzer Organe ist ihnen möglich. Dennoch spüren immer mehr Menschen im Westen angesichts dieser hochtechnisierten Apparatemedizin ein Unbehagen: Sie fühlen sich als Menschen nicht mehr ernst genommen. Daß dieses Gesundheitssystem allmählich die Grenzen der Bezahlbarkeit überschreitet, dämmert manchem Kenner und Laien inzwischen. Aber wirtschaftliche Gründe sind offensichtlich nicht der Hauptgrund für die Skepsis der Menschen im Westen gegenüber ihrem Heilwesen.

Anders als den meisten westlichen Medizinern war es die Aufgabe des klassischen chinesischen Arztes, den Menschen Möglichkeiten beizubringen, wie sie ihre Gesundheit verbessern kön-

---
*Eisenberg 1990, 161 f.

nen, indem sie *richtig* leben. Der Schwerpunkt ihrer Arbeit lag also eher im Bereich der Gesundheitsvorsorge. Ihre Aufgabe war eine das Gesundheitsbewußtsein der Menschen verändernde. Der Schwerpunkt lag fast eher im pädagogischen Bereich als bei der eigentlichen Krankheitsbekämpfung. Konsequenterweise erhielten die Ärzte im alten China ihr Honorar in vielen Fällen nur, solange sich ihre Patienten in gutem Gesundheitszustand befanden. Verschlechterte sich ihre Gesundheit bis hin zum Auftreten chronischer Erkrankungen, so stellten sie ihre Zahlungen ein: ein hoher Anspruch an die Motivation der Ärzte, sich dennoch weiter mit ganzer Kraft einzusetzen. Ob dieses System besser funktioniert hat, muß hier dahingestellt bleiben. Doch es regt zum Nachdenken an.

Nur dann, wenn die Vorbeugung versagte, wandten die klassischen chinesischen Ärzte ihre eigentlichen therapeutischen Maßnahmen wie Akupunktur oder Kräuter an, um das energetische Gleichgewicht im Körper ihrer Patienten wiederherzustellen. Seit alter Zeit wußten sie die Überlegenheit der Vorbeugung gegenüber einem nachträglichen Eingreifen zu schätzen. Schon vor mehr als 2000 Jahren schrieben chinesische Medizingelehrte in dem großen Gesundheitsbuch des Gelben Kaisers, das bis heute noch gilt, über dieses Thema. Ihre Gedanken klingen erstaunlich modern:

„Die Weisen behandelten nicht jene, die bereits krank waren; sie unterrichteten die, die noch nicht krank waren. Medikamente bei Krankheiten zu verabreichen, die sich bereits entwickelt haben, und das Chaos zu unterdrücken, das bereits im Gange ist, läßt sich vergleichen mit dem Verhalten von Menschen, die mit dem Bohren eines Brunnens beginnen, wenn sie Durst empfinden, und jenen, die erst zu ihren Waffen greifen, wenn sie sich bereits mitten in der Schlacht befinden. Kämen diese Handlungen nicht zu spät? ... Der überlegene Arzt hilft noch vor dem frühesten Keimen von Krankheit ... Der weniger gute Arzt beginnt zu helfen, wenn die Krankheit bereits begonnen hat. Und da seine Hilfe dann einsetzt, wenn sich die Krankheit bereits entwickelt hat, sagt man von ihm, er sei unwissend."

Nach alter chinesischer Auffassung hängen Gesundheit und Langlebigkeit nicht nur von der Umwelt, dem Erbgut und dem Schicksal ab, sondern ebenso von der Lebensweise, den Gedanken und Gefühlen. Dieses Gesundheitsverständnis unterscheidet sich drastisch von dem der meisten modernen Medizinkonsumenten. In erster Linie trug der Patient selbst die Verantwortung für seine Gesundheit. Und die Ärzte reparierten nicht schadhaft gewordene Körper. Vielmehr leiteten sie Menschen bei ihrer persönlichen Suche nach körperlicher, seelischer und geistiger Ausgewogenheit an. Ihre ärztliche Hilfeleistung bestand aus Kräuteranwendungen, Nadeln, Massagen, vor allem aber aus Hinweisen zur Verhaltensänderung.

Ärzte waren im alten China nicht nur Gelehrte, sondern oftmals Meister der Kampfkünste und der besonderen Bewegungstechniken des Qi Gong, die die Lebensenergie stärken. Daher hat das Körpertraining im alten wie im modernen China einen besonders hohen Stellenwert.

Für uns moderne Westbürger der Fernsehzivilisation läßt sich aus dieser Jahrtausende alten östlichen Auffassung von Gesundheit eine Menge lernen. Unsere Gesundheit ist ein ganzheitliches Problem, das mit unserer gesamten Lebensführung zusammenhängt. In erster Linie liegt es an uns selbst, Harmonie im körperlichen, seelischen und geistigen Bereich zu schaffen. Beim Herstellen dieser Energiebalance kann uns der Heilstrahler aus China helfen.

Das ist seine Rolle. Und hier kann er für uns sehr wertvolle Hilfe leisten. Es geht nicht nur darum, daß er ein Gleichgewicht unserer Körperenergien wiederherstellt, wo es gestört ist, sondern er gibt uns ein Stück Selbstverantwortung für unsere Gesundheit zurück. Diese Leistung ist fast noch wichtiger.

Die Wirkungsweise des Energieheilstrahlers aus China läßt sich am besten begreifen, wenn man das chinesische Heilwesen wenigstens ansatzweise kennt. Deshalb geben die folgenden Kapitel einen kleinen Einblick in die Denkweise der chinesischen Heiler, wie sie sich in Jahrtausenden entwickelt und bewährt hat.

KAPITEL 6

Harmonie ist Gesundheit

Harmonie ist für den chinesisch Denkenden Gesundheit. Und umgekehrt gilt: Gesundheit ist Harmonie, ist gleichmäßig fließende Lebensenergie und damit Wohlbefinden.

Zwei Energiesysteme sind es, die den harmonischen Energiefluß in unserem Körper steuern: Yang und Yin. Diese beiden Kräfte wirken entgegengesetzt. Und doch ergänzen sie sich, verbinden sich ununterbrochen, arbeiten zusammen. So merkwürdig es klingt: Sie sind sich ständig ergänzende Gegensätze – wie Frau und Mann, wie Tag und Nacht, wie Sommer und Winter, wie Lachen und Weinen ... die Reihe ließe sich noch lange fortführen.

Yin ist das weibliche, das mütterliche Prinzip, die Kraft der Ausdehnung. Das Wirken des Yin ist im Kalten, im Dunklen, im Verborgenen, im Wechselhaften, im Schatten, im Wasser und in allem Wolkigen zu finden. Alles, was uns benommen macht, was und schwindelig werden läßt, ist Yin. Alles, was in der Natur schnell wächst und sich ausdehnt, ist Yin. Alles das, was in verhältnismäßig kurzer Zeit Größe gewinnt, ist Yin.

Yang dagegen gilt als die männliche, väterliche Kraft. Yang ist die Kraft, die alles zusammenhält. Yang wohnt in allem, was aktiv, trocken, glänzend, warm, beständig, hell und klar ist. Sonne und Feuer sind Yang. Yang erzeugt nie die schwindelnde Benommenheit des Yin. Alles das, was uns die Benommenheit nimmt, ist demzufolge Yang. Alles das, was Yang ist, zieht sich zusammen, ist dicht und schwer. Yang weitet die Dinge nie räumlich aus. In der Natur ist Yang alles, was langsam wächst. Die Wurzeln der Bäume beispielsweise sind Yang. Ginseng, die berühmte chinesische Heilwurzel, ist Yang.

Yang wäre nichts ohne Yin. Die Wärme der Sonne wäre nichts, wenn sie nicht im Gegensatz zur Kälte des Mondes stünde. Der Tag mit all seiner Aktivität wäre nichts, wenn ihm nicht die Nacht mit ihrer Ruhe gegenüberstünde. Der Sommer mit seinem prallen Wachstum wäre nichts ohne die eisige Winterruhe. Alles Leben besteht aus solchen Gegensätzen. Wir stellen uns auf sie ein. Wenn es im Winter kalt wird, also Yin überwiegt, zünden wir ein Feuer an. Seine Yang-Energie stellen wir der Kälte des Winter-Yin gegenüber und schaffen so Harmonie.

Wenn wir diese Spielregeln zwischen Yin und Yang kennen, wird auf einmal vieles Komplizierte ganz einfach. Wir können unser Leben besser steuern, indem wir in unserem Denken und Handeln, Wünschen und Fühlen, selbst in unserer Ernährung ein harmonisches Gleichgewicht schaffen.

Besteht über einen längeren Zeitraum hinweg ein Übergewicht an Yin oder an Yang, so entstehen Krankheiten. Ihre Ursachen können im psychischen, aber auch im körperlichen Bereich liegen.

Gesundheit und Wohlbefinden äußern sich im Wechsel zwischen harmonisch ausgeglichenen Phasen der Aktivität und der Ruhe. Mal überwiegt das eine, mal das andere. Aber weder Yin noch Yang sollten dauerhaft die Oberhand bekommen.

In unserem westlichen Kulturraum überwiegen Streß, Reizüberflutung, Hektik und Aktivität inzwischen so dauerhaft, daß man mit Recht von einem ständigen Yang-Überhang sprechen kann. So erklärt sich die gewaltige Zunahme an psycho-somatischen Leiden im Westen, wie Bluthochdruck, Herz-Kreislaufstörungen, Schlaflosigkeit, chronische Müdigkeit, Konzentrationsstörungen, Depressionen und dergleichen mehr – die Ärzte bei uns werfen sie meist alle zusammen in den Sammeltopf mit der Aufschrift „vegetative Dystonie" und drücken damit ihre eigene Hilflosigkeit aus.

Yang und Yin drücken sich selbst in den Krankheitssymptomen aus

Die Yang-Energie ist eine dynamische Energie. Sie treibt an. Die Yin-Energie dagegen ist statisch. Sie beruhigt. Das Mischungsverhältnis zwischen Yang und Yin im Körper sorgt dafür, ob ein Mensch geschäftig oder ruhig sein Leben gestaltet.

Auch den Schlaf- und Wachzustand steuern die Yang- und Yinkräfte. Yang ist der Farbe Rot zugeordnet – einer Farbe also, die als heiß gilt. Bei einem Überhang an Yang kommt es zu Erhöhungen der Körpertemperatur, zu Entzündungen und Fieber. Yangüberbetonte Menschen riechen oft sauer, und sie sind sauer im übertragenen Sinne. Die Spannung in den Körperzellen sinkt bei ihnen. Als Folge entgleist oft das gesamte Stoffwechselgeschehen.

Bei einem Überhang an Yin-Energie besteht Kälte. Die zu Yin gehörende Farbe ist Blau, eine kalte Farbe. Menschen mit einem Überhang an Yin-Energie reagieren auf Kälte empfindlich. Sie sind meist ruhige Menschen, die leicht frieren, dabei blau anlaufen und eher alkalisch riechen. Die Zellspannung steigt bei ihnen an.

Menschen mit zuviel Yang sollten Wärme, Rotlicht, Hektik, Helligkeit, Sonnenschein, Alkohol, Fleisch, Fett, Kaffee, Tee, Wollkleidung, Daunenbetten eher meiden. Dem Zuviel an Yang können sie entgegenwirken durch Kälte, Blaulicht, blaue Farben in ihrer Wohnung und Kleidung, viel Ruhe, Dunkelheit, yinhaltige Nahrung, z.B. Obst und Gemüse, kaltes Wasser, Baumwollkleidung.

Menschen mit Yin-Überhang sollten dagegen Kälte, blaues Licht und blaue Farben, Stille, Dunkelheit und kaltes Wasser meiden. Günstig für sie sind rotes Licht und rote Farben in ihrer Kleidung und Umgebung, Wärmezufuhr, wollene Decken und Kleidung aus Wolle. Ihre Speisen sollten durchaus Fleisch, Getreide, Fett oder Alkohol enthalten. Zu empfehlen sind ihnen warmes Wasser, warme Getränke, helles Licht und Vermeiden von Stille.

Mögliche Konsequenzen

Wenn wir dieses Jahrtausende lang erprobte und erfolgreich angewandte Wissen in unserem Leben anwenden, dann nutzen wir schon eine erste große Chance, Harmonie und Gesundheit zu finden. Das gilt einmal für unsere Gesundheitsvorsorge, zum anderen aber auch für Zeiten hoher Streßbelastung und Krankheit.

Fühlen wir uns unwohl, so kann allein schon das Stellen der Frage für uns hilfreich sein: In welchem Zustand befinde ich mich jetzt? Herrscht Yin oder Yang in meinem Organismus vor? – Wenn wir diese Frage eindeutig beantworten können, lassen sich leicht die richtigen Ausgleichmaßnahmen treffen. Allein schon wenn wir den bestehenden Energie-Überhang nicht noch durch Verhaltensweisen in der verkehrten Energierichtung verstärken, kommen wir dem Zustand der Harmonie näher.

Unter diesem Blickwinkel der chinesischen Energielehre betrachtet, gewinnen viele Naturheilmaßnahmen völlig neue Perspektiven. Wir verstehen auf einmal, warum warme oder kalte Bäder, Wickel, Tees und andere Heilmethoden sich für so viele unterschiedliche Anwendungen eignen. Ein und derselbe Stoff kann bei unterschiedlichen Energiesituationen zu völlig unterschiedlichen Wirkungen führen.

Konkret lassen sich hieraus eine ganze Menge Veränderungen für unser tägliches Leben ableiten. Auf sie werden wir im Kapitel 15 dieses Buchs näher eingehen. Lassen Sie uns zuvor noch einen Blick auf eines der wichtigsten Fundamente werfen, auf denen die überlieferte chinesische Heillehre ruht. Wer sie kennt, für den ist der Energieheilstrahler aus China nicht länger ein Buch mit sieben Siegeln, sondern er versteht: Hier ist kein magischer Zauber am Werk. Die Wirkungsweise des Gerätes läßt sich vielmehr mit den uralten und modernen Naturheilmethoden begreifen – wenigstens annähernd. Denn ein unfaßbares Wunder bleibt Heilung letztlich immer, ganz gleich durch welche Methode sie eintritt.

Die chinesische Akupunkturlehre: Können Nadelstiche heilen?

Die Akupunktur ist eine der engeren Verwandten in der Reihe der Vorfahren des Zi Zhu Heilstrahlers aus China, aber eben nur eine. Es gibt noch etliche Ahnen mehr: Die Sonnenlichttherapie, wie sie viele alte Kulturvölker schon vor Jahrtausenden praktiziert haben, die Homöopathie und die Dr. Schüßler-Mineraltherapie aus der jüngeren Vergangenheit des Westens – um nur einige zu nennen.

Doch bleiben wir zunächst bei der Akupunktur. Sie gilt als eine der ältesten Heilmethoden der Medizin. Die fernöstlichen Schriften über Akupunktur reichen über 4000 Jahre zurück. Insgesamt 34 Bücher sind es, bekannt als *Nei Ching*. Ihre Fertigstellung dauerte insgesamt 1500 Jahre. Die traditionelle chinesische Medizin richtet sich heute noch immer weitgehend nach diesem gewaltigen Werk. Und es ist faszinierend zu sehen, wie die Heiler in China sie nicht als eine einzelne, isolierte Therapierichtung sehen. Vielmehr binden sie Akupunktur in das umfassende Paket der übrigen Naturheilmethoden ein. Zu ihnen zählen beispielsweise die Massage, eine sehr hoch entwickelte Form der Kräuterheilkunde, die Luft- und Sonnentherapie, besondere Formen der Gymnastik, Diät, sowie die Moxa- und die Hydrotherapie.

Über den eigentlichen Ursprung der Akupunktur gibt es interessante Berichte: In den Kriegswirren vor Jahrtausenden verschwanden plötzlich bei von Pfeilen getroffenen Soldaten jahrelang bestehende Krankheiten auf unerklärliche Weise. Dabei zeigte sich, daß es gleichgültig war, wie groß die Pfeilwunde war. Eine weitaus größere Rolle spielte offensichtlich die Stelle, an der sich die Wunde befand. Daraus entwickelte sich die Idee, es müsse möglich sein, durch Stiche in die Haut an ganz bestimmten Körperstellen Krankheiten zu heilen.

Damals, in der Frühzeit, benutzten die Heiler Akupunkturnadeln aus Stein, später Nadeln aus Knochen und aus Bambus. Noch später, mit der Entdeckung des Metalls und der entsprechenden Verarbeitungsmöglichkeiten, entwickelte man Nadeln aus Eisen, Silber und anderen Legierungen. Heute verwenden die Akupunkteure Nadeln aus Gold, Silber, Stahl oder Molybdän in unterschiedlicher Länge und Stärke. Seit das Aids-Gespenst um die Welt geht, setzt sich die Einwegnadel durch: kein Problem für die moderne Wegwerfgesellschaft, in der wir leben.

Streit herrscht noch immer unter den Experten, ob das Metall selbst wirkt oder nur die Methode, nach der die Nadeln gesetzt werden müssen. Dieser Streit kann sich nach allem, was wir über Auseinandersetzungen unter Fachleuten wissen, durchaus noch einige Jahrhunderte lang hinziehen.

Lebensenergie fließt in bestimmten Leitbahnen: Eine der großen Entdeckungen der Akupunkturlehre

Die chinesische Akupunkturlehre geht seit langer Zeit davon aus, daß sich die Lebensenergie (Chi oder Ki) in ganz bestimmten Bahnen im Körper bewegt, den sogenannten Meridianen. Diese Leitbahnen stellen ein ähnliches System dar wie der Blut-, Nerven- und Lymphkreislauf.

Dem koreanischen Professor Kim Bong Han gelang es als erstem, die Meridiane als ein zusätzliches physiologisches System fotografisch nachzuweisen.

Auf diese Meridiane wirken die Yin- und Yangkräfte in feststehenden Richtungen. Insgesamt unterscheidet man auf den Hauptenergieleitbahnen rund 800 Akupunkturpunkte. Doch laufend werden noch neue entdeckt.

Der Zustand dieser Meridiane läßt sich durch eine besondere Art der Pulsdiagnose bestimmen. Dadurch ist es möglich, Unausgewogenheiten zwischen Yang und Yin im Körper festzustellen, noch ehe irgendwelche Krankheitssymptome auftreten.

Westliche Wissenschaftler fahndeten lange Zeit vergeblich nach den Akupunkturpunkten der chinesischen Lehre. Allerdings suchten sie das Falsche – nämlich punktförmige Enden von Nervenästen. Akupunkturpunkte aber gibt es nicht, fand jetzt überraschend Hartmut Heine, Anatomieprofessor an der Universität Witten-Herdecke, heraus.

Die Lösung des Rätsels: Das, was wir als Punkt bezeichnen, bedeutet im alten Chinesisch *xue*. Und *xue* heißt Loch, Vertiefung, Öffnung. Professor Heine fand tatsächlich runde bis schlitzförmige Öffnungen in einer Schicht zwischen Haut und Muskulatur. Es handelt sich dabei um kleine Versorgungslöcher, durch die Nerven-Gefäß-Bündel aus der Tiefe nach oben steigen. Von den 361 klassischen Akupunkturpunkten entsprechen etwa 310 genau den von Heine entdeckten Öffnungen.

ABBILDUNG 5: **Das Yin-Yang-Zeichen:** altes chinesisches Symbol für vollkommene Ausgewogenheit zwischen passiven und aktiven, weiblichen und männlichen, ruhenden und dynamischen Anteilen in jedem Menschen. Diese Ausgewogenheit zwischen Yin und Yang ist Voraussetzung für Gesundheit. Krankheit gilt in der chinesischen Lehre als Störung der Harmonie zwischen Yin und Yang. Heilung erfolgt, wenn diese Harmonie wiederhergestellt ist.
Wie stark der Einfluß chinesischen Denkens seit vielen Jahrhunderten bis in die westliche Welt hineingewirkt hat, zeigt sich in historischen oder künstlerischen Darstellungen. Bei einem Besuch auf der Wartburg in Eisenach fand ich das Yin-Yang-Symbol mehrfach auf einer Tür aus dem 16./17. Jahrhundert abgebildet.

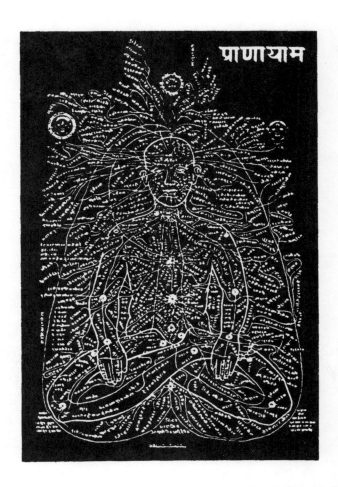

ABBILDUNG 6: **Historische Darstellung einer Chakra- und Naditafel aus Tibet.**
Außer den sieben Hauptchakren – sie sind die wichtigsten Energieaustauschzentren – zeigt das Bild eine größere Zahl von Nebenchakren, sowie das nahezu unübersehbare Netz von feinen Energiekanälen, den Nadis. Einige überlieferte Texte nennen 350000 Nadis, durch die kosmische Lebensenergien fließen. Diese vereinigen sich in 14 Hauptnadis (Meridianen), welche eng mit den Chakren zusammenhängen. (Nach Sharamon und Baginski 1992)

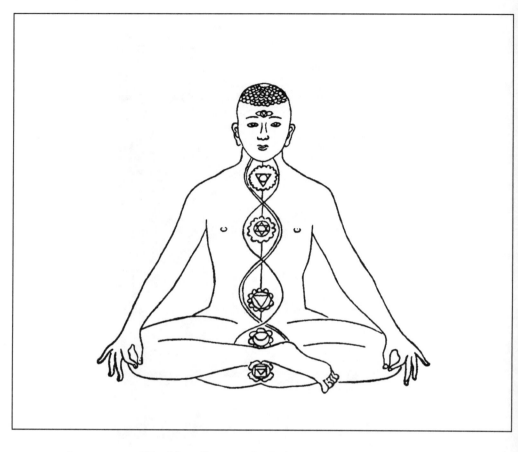

ABBILDUNG 7: Die sieben Zentren der Lebensenergie (Chakras) und die Bewegung der drei Hauptströme der Lebensenergie (Nadis) im Körper des Menschen.
Ähnlich wie nach der alten chinesischen Lehre durchziehen auch nach der überlieferten Vorstellung der Inder Energieleitbahnen den ganzen Körper und leiten Lebensenergie in alle Körperteile. Drei von ihnen sind besonders wichtig: *Sushuma* entspringt unterhalb des Wurzelchakras, verläuft durch die Wirbelsäule und endet an der Stirn. Die anderen beiden Hauptnadis, *Ida* und *Pingala,* umwinden Sushuma in entgegengesetzten Spiralen wie Schlangen. Sushuma ist die zentrale harmonisierende Kraft für den negativ geladenen Ida-Nadi und den positiv geladenen Pingala-Nadi.

Tatsächlich ist die Schlange das Symbol für die sogenannte Kundalini-Energie, die durch den Sushuma-Nadi aufsteigt.

KAPITEL 7

Yin und Yang: Elemente der Lebenskraft – Ein Blick auf das fernöstliche Gesundheitsdenken

Für die chinesischen Ärzte und Heiler besteht der Körper des Menschen nicht aus einzelnen Teilen, nicht aus einzelnen Organen, die sich nach Belieben reparieren lassen, wenn sie nicht mehr funktionieren. Dieses Reparaturwerkstattdenken der westlichen Medizin ist den Chinesen fremd. Für sie ist der Körper ein Ganzes. Die Krankheit eines Organs bedeutet für sie nur eine Verschlechterung, eine Verstimmung des ganzen Systems.

Die Chinesen denken, wenn es um Körperprozesse geht, nicht so kompliziert wie wir. Sie gehen vielmehr davon aus, daß jede Krankheit verschwindet, wenn das harmonische Gleichgewicht im Körper wiederhergestellt ist.

Zur Harmonisierung bedient sich die traditionelle chinesische Heilkunst verschiedener Möglichkeiten: eine davon ist die Akupunktur. Bei dieser Technik geht es darum, das harmonisch fließende Gleichgewicht der körpereigenen Energien wiederherzustellen. Darin liegt auch die Erklärung dafür, daß beispielsweise bei der Akupunktur sehr häufig Punkte behandelt werden, die vom Herd des Krankheitsgeschehens weit entfernt liegen und scheinbar in keiner anatomischen Beziehung zum Krankheitsherd stehen.

Die Heilungsmethode mit dem Energiestrahler aus China läßt sich für uns Westeuropäer sehr viel leichter begreifen, wenn wir das fernöstliche Heilwesen in seinen wichtigsten Grundzügen verstehen.

Überhaupt liegt ja ein unschätzbarer Vorteil des chinesischen Heilwesens darin, daß es im Vorfeld tätig wird, noch ehe schwere

Organschädigungen eintreten, während die westliche Schulmedizin das frühe Stadium von Energieverschiebungen nicht beachtet, weil sie es nicht messen kann. Bis sie ihre schweren pharmazeutischen Geschütze auffährt, ist es leider oft zu spät. Nicht behebbare Schäden sind eingetreten. Und die massive Chemiebehandlung erzeugt oftmals zusätzlich neue Erkrankungen. Nach Schätzungen entsteht heute jede dritte bis fünfte Krankheit erst durch die ärztliche Behandlung. Ein Teil dieser von den Ärzten selbsterzeugten (iatrogenen) Erkrankungen wäre sicherlich vermeidbar, wenn unser westliches Gesundheitssystem über geeignete Methoden verfügen würde, Krankheiten stärker in ihrem Vorfeld zu behandeln. Hier ließe sich von den Chinesen viel lernen. Vor allem aber schafft der Energiestrahler aus China günstige Möglichkeiten zur Selbstbehandlung von Krankheiten im Frühstadium und bei der Krankheitsverhütung.

Das gesamte chinesische Heilwesen der Akupunktur hat zum Ziel, alle Störungen im Kräfteverhältnis zwischen Yang und Yin auszugleichen. Das Setzen von Nadeln an bestimmten Punkten regt dabei den Energiefluß an, oder es beruhigt ihn. Auf diese Weise wird der Zustand gesunder Harmonie wiederhergestellt.

Ist ein Mensch krank, so sind alle seine Pulse gestört. Es kommt zu Spannungszuständen mit Fülle, Über- und Unteraktivität, Härte, Ruhe. Ein erfahrener Therapeut kann unzählig viele Unterschiede in der Pulsbeschaffenheit feststellen. Er erlernt diese Fähigkeit in einer viele Jahre dauernden intensiven Ausbildung und ist imstande zu ermitteln, welche Meridiane wieder ins Gleichgewicht gebracht werden müssen. Er weiß ziemlich genau, wann, wo und in welcher Form er seine Nadeln setzen muß.

Es gibt zwölf Hauptmeridiane. Sechs von ihnen gehören zu Yang, die sechs anderen zu Yin. Yin-Meridiane sind: Herz, Niere, Kreislauf-Sexus, Leber, Lunge, Milz-Pankreas. Zu Yang gehören: Dünndarm, Blase, Dreifach-Erwärmer, Gallenblase, Dickdarm, Magen.

Unter dem Dreifach-Erwärmer verstehen die Chinesen eine Zusammenfassung aller Funktionen, die dem Körper Wärme bzw. Energie geben. Hierher gehören Atmung, Verdauung und Sexualität.

Zusätzlich zu diesen zwölf Meridianen kennt die chinesische Lehre noch zwei weitere Meridiane, die mit keinem Organsystem verbunden sind. Sie stellen eine in sich selbst geschlossene Einheit an Lebensfunktionen dar, stehen aber mit den anderen Meridianen in einer Wechselbeziehung. Sie verlaufen jeweils auf der Mittellinie des Körpers und spielen bei der Behandlung mit dem energetischen Heilstrahler eine wichtige Rolle.

Diese beiden Meridiane sind der Konzeptions- und der Gouverneur-Meridian.

Der Konzeptionsmeridian verkörpert das Weiche, das Aufnehmende. Er ist yinbetont und verläuft von der Schamfuge über Nabel und Brustbein bis hinauf zum Unterkieferzahnspalt (s. Abbildung 8, Seite 58).

Der Gouverneur-Meridian, auch Lenkergefäß benannt, verläuft vom Steißbein über die Dornfortsätze der Wirbelsäule, den Kopf bis zur Mitte der Oberlippe und des Oberkiefers. Er verkörpert Yang, das Feste, Kraftvolle, Führende. Seine Wirkung ist auf psychische und körperliche Kräftigung ausgerichtet (s. Abbildung 9, Seite 59).

Die Akupunktur: neue Impulse für die westliche Medizin

In China praktizieren mehr als eine Million Ärzte die Akupunktur. In Japan sind es mehr als 60000, im Osten insgesamt über drei Millionen.*

In den Krankenhäusern Frankreichs gewinnt diese Methode immer mehr an Bedeutung. In Rußland wird sie an mehreren Universitäten gelehrt. In den Vereinigten Staaten erkennt man sie zunehmend stärker an. Es gibt heute praktisch kaum noch ein Land auf der Welt, das die Wirksamkeit der Akupunktur leugnet.

1958 begann der Einsatz der Akupunktur auf dem Gebiet der Anästhesie, der Betäubung vor Operationen. Zunächst wandte

---
*Stühmer 1981, 84-86

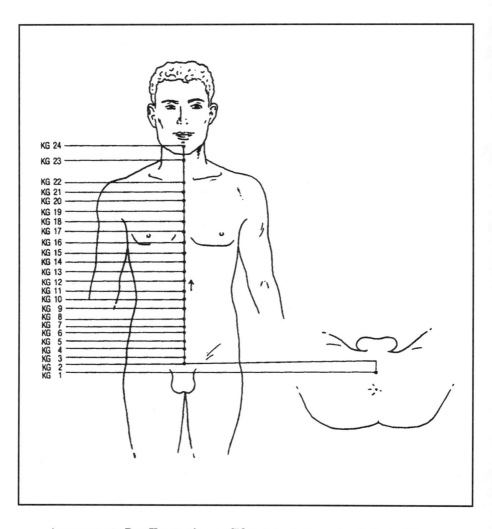

ABBILDUNG 8: *Das Konzeptionsgefäß* läuft durch die vordere Seite des Körpers in einer einzigen Linie in der Mitte aufwärts von der Dammgegend bis zur Kinngrube. Hier sitzen die Punkte, die bei einer wie auch immer beschaffenen Unruhe sofort Alarm schlagen. Schmerzempfindungen werden hier registriert. Das Konzeptionsgefäß ist die Verkörperung des Yin, gewinnt aber im Aufsteigen bis zum Kopf immer mehr an Yang. Es wirkt auf die Verdauungsvorgänge, auf die Genitalorgane sowie auf Atmung und Kreislauf.

Die meisten Behandlungspunkte für den Zi Zhu Energiestrahler liegen an den beiden besonders wichtigen Energieleitbahnen des Konzeptions- und des Lenkergefäßes. Darüber hinaus kommen für den wirksamen Einsatz des Strahlers aber auch die anderen Hauptmeridiane in Frage.

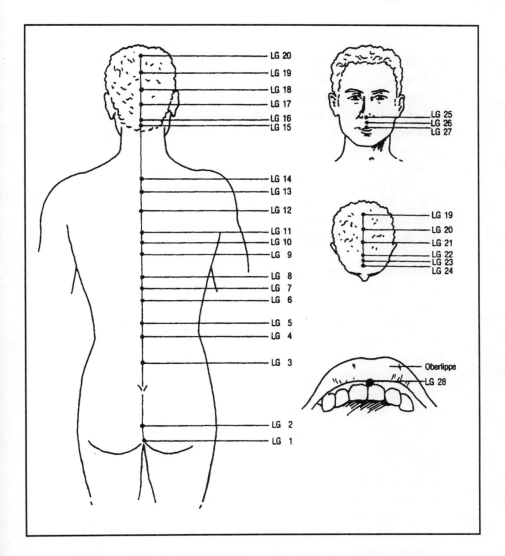

ABBILDUNG 9: **Das Lenkergefäß** wird auch als der Gouverneur-Meridian bezeichnet oder im Chinesischen Tou Mo. Das Wort Mo bedeutet Gefäß, Energieleitung, und Tou heißt befehlen.

Das Lenkergefäß steigt aus dem Rücken über die Mittellinie auf, geht über den Hinterkopf, die Stirn und Nase bis zur Oberlippe, läuft zur Innenseite der Oberlippe und endet zwischen den Wurzeln der beiden ersten Schneidezähne. Es ist die zentrale Energieleitung des Yang. Deshalb heißt es im Chinesischen auch das „Meer der Yang-Meridiane". Trotzdem ist dieser Meridian in seiner Wurzel fast rein Yin und gewinnt erst im Aufsteigen in Richtung Kopf immer mehr an Yang.

man sie bei Mandeloperationen an. Die Patienten berichteten, daß sie keinen Schmerz gefühlt hätten. Später nutzte man die Nadelanästhesie in der Zahnheilkunde und bei kleineren Operationen. Inzwischen geht man dazu über, selbst chirurgische Eingriffe an Brust, Gliedern, Bauch, Gehirn, Hals, bis hin zu langandauernden Herzoperationen mit dieser Methode durchzuführen. Ihr Vorteil: Das Risiko der chemischen Vollnarkose – immer noch stirbt einer von 1000 Patienten daran – läßt sich ausschließen. Die unangenehmen Begleiterscheinungen sind vermeidbar. Und der Patient bleibt während des Eingriffs ansprechbar. Er kann nötigenfalls reagieren, wo seine aktive Teilnahme an dem Eingriff erwünscht ist.

Die Praxis hat gezeigt, daß die Betäubung durch Akupunktur einfach und sicher durchführbar ist und zu keinerlei Störungen führt.

In Europa hat sich die Verwendung sehr geringer Mengen chemischer Betäubungsmittel in Verbindung mit der Nadel bewährt. Dabei lassen sich bis zu 80 Prozent der sonst notwendigen chemischen Betäubungsmittel einsparen.

Das eigentliche Gebiet, auf dem die Akupunktur heute angewandt wird, sind Neuralgien, Migräne, Spannungskopfschmerzen, Störungen und Verspannungen in den Gallenwegen, überhaupt alle möglichen Formen von Verkrampfungen, der ganze Bereich der vegetativen Fehlsteuerungen und deren Folgen, psychische oder vegetative Labilität und die daraus entstehenden Fehlsteuerungen, nervöse Erschöpfung, Bronchialasthma, Lähmungen und Durchblutungsstörungen der Glieder, Schlaflosigkeit.

Besonders interessant ist: Man hat festgestellt, daß manche homöopathischen Heilmittel eine äußerst starke Wirkung entfalten, wenn sie in bestimmte Akupunkturpunkte gespritzt werden. Warum das so ist, weiß bis heute niemand exakt. Vermutlich können diese Heilmittel ihre energetische Information besonders gut entfalten, wenn sie direkt in die Energieleitbahnen des Körpers gebracht werden. Die Übertragung der Schwingungsenergie gelingt auf diesem direkten Weg offenbar am intensivsten.

In ähnlicher Weise scheint Wärmestrahlung ein besonders geeignetes Transportmittel für heilende Schwingungen zu sein. Diesen Weg nutzt man in der chinesischen Heilkunst bei der Moxa-Therapie, bei der die eingestochenen Akupunkturnadeln durch Verbrennen bestimmter Heilkräuter erhitzt werden. Auch hier ist die geistige Verwandtschaft zum Prinzip des Zi Zhu Energiestrahlers aus China unübersehbar, der seine Heilenergie ja ebenfalls über wärmende Strahlung transportiert.

Auch in der westlichen Medizin ist die heilende Wirkung der Infrarotstrahlung unter aufgeschlossenen Ärzten durchaus bekannt. Sie wird beispielsweise bei Entzündungsvorgängen genutzt. Mit Licht heilt man bei uns auch bestimmte Arten von Depressionen. Deshalb ist es für die chinesischen Professoren der Schule für traditionelle chinesische Medizin in Beijing um so unbegreiflicher, daß die westliche Schulmedizin die Heilchancen des Energiestrahlers aus China nicht längst erkannt hat und sie nutzt. Offenbar kennen die chinesischen Ärzte nicht das Gesetz der Trägheit, das in der Schulmedizin des Westens gegenüber allen neuen unkonventionellen Heilmethoden gilt. Bei uns geht man eben beharrlich weiter auf dem Weg der Pharmazie-Giftanwendung, selbst wenn er nur immer tiefer in eine Sackgasse hineinführt.

Der Zusammenhang zwischen bestimmten Krankheiten und Akupunkturpunkten läßt sich nachweisen

Daß es einen Zusammenhang zwischen Erkrankungen und bestimmten Akupunkturpunkten gibt, ließ sich in Tierversuchen nachweisen. (Heute würde man solche Versuche vielleicht nicht mehr durchführen. Sie sind ziemlich grausam. Trotzdem können wir ihre Ergebnisse zur Kenntnis nehmen).

Alle wichtigen Organe des Menschen sind in Akupunkturpunkten am Ohr abgebildet. Diese Behauptung läßt sich wissenschaftlich einwandfrei beweisen.

Bei Menschenaffen, denen man eine Verletzung am Knie beibrachte, löste diese einen meßbaren Reflex an einem ganz bestimmten Ohrakupunkturpunkt aus.

In einem anderen Versuch ebenfalls mit Menschenaffen untersuchte man zunächst das Ohr auf irgendwelche Reaktionspunkte. Dann füllte man den Tieren durch eine Sonde verdünnte Salzsäurelösung in den Magen. Nach kurzer Zeit bildete sich bei den Tieren ein Magengeschwür. Gleich darauf fand sich ein sehr deutlich meßbarer Magenpunkt im Ohr. Nach dem Ausheilen des künstlich erzeugten Magengeschwürs verschwand auch dieser Punkt wieder.

Findet man bei einem gesunden Menschen keinen Ohrpunkt und setzt diesem Menschen nun eine schmerzhafte Klammer an den Daumen, so zeigt sich kurz darauf eine meßbare Reaktion an dem entsprechenden Punkt im Ohr.*

Damit ist bewiesen, daß nur dort Punkte im Ohr auftreten, wo Störungen oder Erkrankungen bestehen. Akupunktur ist eben mehr als nur Hokuspokus. Das beginnt die westliche Medizin inzwischen ansatzweise zu begreifen.

---

*Stühmer 1981, 91

KAPITEL 8

Erst Yin und Yang im Ausgleich ergeben Harmonie und Gesundheit

Ein paar Gedanken zum Titelbild dieses Buchs

Blau ist die Farbe des Himmels. Sie symbolisiert seit alters her die Weite und Kraft des Kosmos. Grün gilt als die Farbe der Erde. Sie verkörpert das Leben und Wachstum der Natur.

Wie auf dem Titelbild dieses Buchs so gehören auch in der Wirklichkeit die Kräfte des Kosmos und der Erde eng zusammen. Sie durchdringen sich gegenseitig. Ohne Leben auf der Erde bleibt der Kosmos unvollständig. Und ohne die Kraft aus dem Kosmos kann Leben auf der Erde nicht gedeihen.

Leben ist Licht. Ohne das Licht der Sonne ist Leben auf der Erde undenkbar. Im Sonnenlicht wirkt die kosmische Energie lebensweckend und lebenserhaltend auf den Menschen. Der Organismus des Menschen nimmt die lebensspendende Energie der Sonne in sich auf. Deshalb gibt das Titelbild die Sonne und den Menschen in den gleichen gelb-orange-roten Farben wieder. Und aus dem gleichen Grund führt auf dem Bild dieses netzartige Adergeflecht von der Sonne hin zum Menschen, bis es ihn berührt.

Drei helle, zu einem Dreieck verbundene Punkte umrahmen die Gestalt des Menschen auf dem Bild. Sie stellen symbolhaft das im Organismus fließende Kräftesystem dar. Beim gesunden Menschen fließt die Lebensenergie ausgeglichen und gleichmäßig durch die Meridiane und Akupunkturpunkte. Krankheiten treten nach der traditionellen chinesischen Gesundheitslehre dann auf, wenn das Energiesystem an einzelnen Stellen blockiert ist, wenn die Lebensenergie stockt, in einigen Energiepunkten zu stark, an anderen wieder zu schwach auftritt. Durch Eingreifen an den entsprechenden Akupunkturpunkten mit Hilfe der Akupunktur, der

Moxatherapie oder eben mit Hilfe des Heilenergiestrahlers lassen sich solche Blockaden auflösen. Die Lebensenergie kann wieder gleichmäßig und ungehindert fließen. Die energieausgleichende Behandlung soll immer an mehreren Energiepunkten erfolgen. Oder konkreter gesagt: Greift man an einem Punkt des Energiesystems ein, so soll ein Ausgleich immer auch am Gegenpunkt erfolgen. Aus diesem Grund ist dem chinesischen Energiestrahler ein Behandlungsplan beigegeben. Er markiert, übersichtlich dargestellt, die jeweils zusammen zu behandelnden Energiepunkte.

Das mit Linien verbundene Dreieck des Titelbildes stellt das männliche Yang-Energiesystem dar. Das Dreieck gilt seit Jahrtausenden in fast allen alten Kulturen als männliches Zeichen. Hinter dem hellen Yang-Dreieck ist auf dem Titelbild aber noch ein kreisförmig angeordnetes dunkleres, nämlich das weibliche Yin-Energiesystem sichtbar. Es scheint aus vier miteinander verbundenen blauen Punkten zu bestehen. Drei von ihnen sind sichtbar, der vierte ist offenbar hinter dem Kopf des abgebildeten Menschen versteckt, denn die Kraftlinien führen direkt auf den Kopf zu. Die Vier gilt in der Symbolsprache als weiblich, der Kreis als Zeichen für Ganzheit: Erst das männliche Dreieck und das weibliche Viereck zusammen ergeben die Ganzheit des Menschen. In der Tat hat ja jeder Mensch männliche und weibliche Anteile in sich. Erst wo wir sie voll zulassen, lebt der ganze Mensch (und nicht nur ein yang-überbetonter Machotyp oder ein yin-überbetontes Kräutlein-Rühr-Mich-Nicht-An).

Die Erkenntnisse der modernen Psychoanalyse, wie sie vor allem C.G. Jung entwickelte, stimmen darin auf geradezu verblüffende Weise mit den Jahrtausende alten Auffassungen der traditionellen chinesischen Medizin überein.

KAPITEL 9

Wie der chinesische Heilenergiestrahler funktioniert

Der chinesische Heilstrahler: Eine Lampe, die es in sich hat

Von außen erinnert das Energieheilgerät aus China eher an eine Schreibtischlampe. Doch es ist eine Lampe, die es in sich hat. Ähnlich wie die altchinesische Moxa-Therapie nutzt auch der Heilenergiestrahler Zi Zhu eine milde Wärmewirkung. Sie geht von einer „Energieplatte" aus, die in ihrem Kern überwiegend aus einer sehr seltenen Art von Ton besteht. Auf dieser Platte sind in drei Schichten bestimmte Spurenelemente und Mineralien aufgebracht, zum Beispiel Lithium, Bor, Magnesium, Phosphor, Fluor, Kalium, Selen, Titan und Antimon. Die Mischung dieser Mineralien und Elemente entspricht exakt der durchschnittlichen Zusammensetzung des menschlichen Körpers. So ahmt die äußere Schicht der Energieplatte gleichsam die chemische Mischung von Haut und Muskeln nach. Die Lage darunter entspricht den Grundbestandteilen des Blutes und der Körperflüssigkeiten. Und die dritte Schicht der Platte imitiert die Zusammensetzung des Skeletts.

Der Heilenergiestrahler erinnert den menschlichen Körper an seinen gesunden Schwingungszustand

Eine Heizspirale erwärmt die auf diese Weise chemisch codierte Tonplatte. Die in ihr enthaltenen Elemente senden so ihre heilenden Schwingungen aus, und zwar jeweils das für sie typische Schwingungsmuster. Die Schwingungen bewegen sich im Bereich zwischen 700 und 1000 Nanometern, einem Spektrum, das auch im Sonnenlicht enthalten ist und vom Körper gut aufgenommen wird. Nach und nach schmelzen die heilenden Mineralpartikel dabei ab. Nach 1500 Betriebsstunden ist die Energieplatte verbraucht und muß ausgewechselt werden.

Die bei Erwärmung der Tonplatte abgestrahlten Schwingungen ergeben insgesamt ein Schwingungsmuster, das mit der Grundschwingung eines Menschen nahezu völlig übereinstimmt. Die dadurch mögliche Resonanz gilt als der Grund dafür, daß die positive Wirkung des Energiestrahlers auf den Menschen weit über die Heilwirkungen einer bloßen Wärmebehandlung hinausgeht. Ähnlich wie bei der bereits bekannten und sehr erfolgreich angewandten Bioresonanz-Therapie erinnert der Energiestrahler das menschliche Energiefeld bei wiederholter Anwendung nach und nach wieder an seinen gesunden Schwingungszustand. Die Akupunkturpunkte und Meridiane vermitteln dabei die energetische Harmonisierung an den Organismus. Ist der energetische Schwingungsausgleich hergestellt, so führt er oftmals zu einer dauerhaften körperlichen Gesundung.

Professor Wang Hongtu, Leiter des weltweit berühmten Zentrums für chinesische Medizin in Beijing, beschreibt die Wirkungsweise des Energiestrahlers so:

„Die von der Platte des Geräts ausgestrahlte Energie vermag Yin und Yang – die beiden entgegengesetzten Kräfte im menschlichen Körper – zu regulieren, wenn die zugehörigen Akupunkturpunkte mit in die jeweilige Bestrahlung einbezogen werden."

Sein Kollege am dortigen Institut, Professor Cheng Shi De, ergänzt dazu:

„Die Zusammensetzung des ‚Energieheilers' entspricht den Arzneimitteln und der Moxibustion (ergänzende Wärmebehandlung zur Akupunktur) der traditionellen chinesischen Medizin. Hinsichtlich der Anwendung ist das Gerät sogar einfacher zu handhaben als die anderen traditionellen Heilmethoden. Der Energieheiler ist es daher wirklich wert, weitverbreitete Anwendung zu finden."

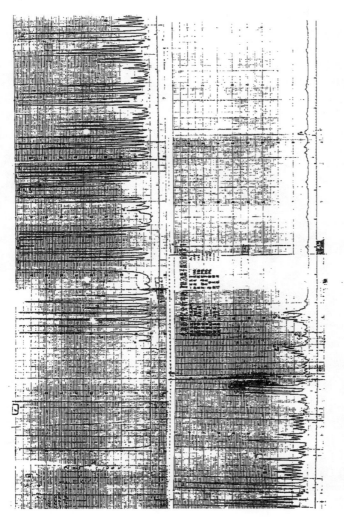

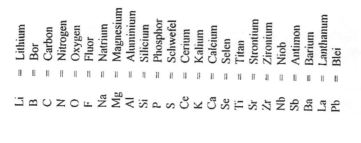

Li	=	Lithium
B	=	Bor
C	=	Carbon
N	=	Nitrogen
O	=	Oxygen
F	=	Fluor
Na	=	Natrium
Mg	=	Magnesium
Al	=	Aluminium
Si	=	Silicium
P	=	Phosphor
S	=	Schwefel
Ce	=	Cerium
K	=	Kalium
Ca	=	Calcium
Se	=	Selen
Ti	=	Titan
Sr	=	Strontium
Zr	=	Zironium
Nb	=	Niob
Sb	=	Antimon
Ba	=	Barium
La	=	Lanthanum
Pb	=	Blei

ABBILDUNG 10: Das Ergebnis der Materialanalyse.
Die Spezialbeschichtung auf der Keramikplatte des Energiestrahlers enthält die hier angegebenen Mineralien und Spurenelemente. Beim Erwärmen der Platte geben sie ihre Heilinformationen ab.

A — Die äußere Schicht der Energieplatte. Ihre chemische Zusammensetzung imitiert Haut und Muskeln des Menschen.

B — Die darunterliegende Schicht. Ihre chemische Zusammensetzung imitiert Blut und Körperflüssigkeiten des Menschen.

C — Die Hautschicht der Energieplatte. Ihre chemische Zusammensetzung imitiert das Skelett des Menschen.

D — Die Reflektionsschicht des Energiestrahlers. Sie ist aus speziellen, seltenen Erdtonarten hergestellt.

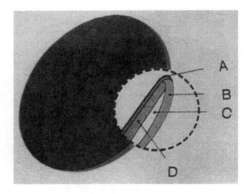

ABBILDUNG 11: Die einzelnen Schichten, aus denen die Tonplatte des Heilenergiestrahlers aufgebaut ist.

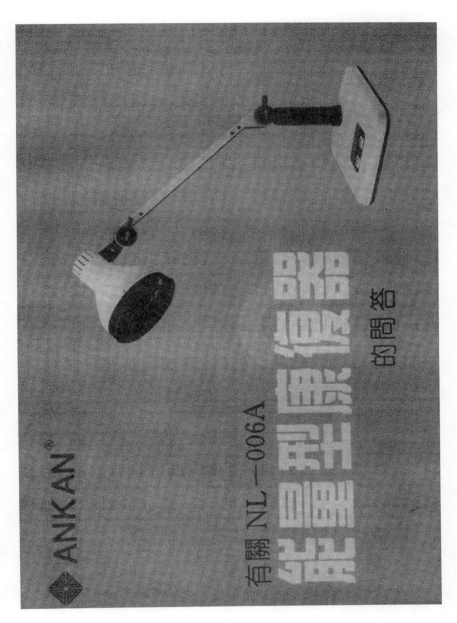

ABBILDUNG 12: Der Heilenergiespender aus China.

In Deutschland werden die Heilwellen des Energiespenders zur Zeit an den Universitäten Kiel und Magdeburg getestet. Schon jetzt setzen ihn Praktiker auch bei uns mit ausgesprochen guten Ergebnissen ein. So erzielt man am Therapiezentrum Kleemann in Rickert, Schleswig-Holstein, „sensationelle Erfolge" – so Klinikleiter Kurt Kleemann wörtlich – vor allem bei der Behandlung von schlecht heilenden Wunden und „offenen" Beinen. „Sogar eine kindskopfgroße Wunde auf dem Rücken eines Patienten, die wochenlang allen Bemühungen zum Trotz nicht geheilt werden konnte, schloß sich dank der Bestrahlung mit der chinesischen Energielampe", berichtet er.*

Die meisten Geräte aber benutzen Patientinnen und Patienten zur Eigenbehandlung zu Hause. Erika Kruse aus Albersdorf in Schleswig-Holstein beispielsweise konnte mit Hilfe des Heilenergiestrahlers ihre hartnäckige Schuppenflechte ausheilen. Sie berichtet:

„29 Jahre lang habe ich die Schuppenflechte gehabt und in dieser Zeit sehr viele Therapien mitgemacht – von Kortisonbehandlungen bis zur Akupunktur –, die alle keine dauerhaften Besserungen brachten. Sogar ‚Besprechen' habe ich es lassen. Erst das nur 14tägige Bestrahlen mit der chinesischen ‚Energielampe' hatte wirklich Erfolg."**

Bis heute, nach inzwischen einem Jahr, sei die Schuppenflechte nicht wieder aufgetreten.

Ähnlich positive Erfolgsberichte gibt es bei Herz-Kreislauf-Erkrankungen oder gefährlichen Wasseransammlungen im Körper.

Allerdings kommt es nicht immer zu einer vollständigen Ausheilung aller Beschwerden (zu den Heilchancen bei den verschiedenen Krankheiten siehe Abb. 11). Doch auch geringere gesundheitliche Fortschritte bringen dem Leidenden oft schon große Erleichterung. So konnten bei Rheumaerkrankungen „nur" etwa ein Drittel der Kranken vollständig geheilt werden. Immerhin aber erreichten mehr als die Hälfte der Behandelten eine deutliche Besserung ihrer Beschwerden. Auch dieses Ergebnis ist bemerkenswert.

---
*Arndt 1996, 60   **Arndt 1996, 61

KAPITEL 10

Bei welchen Krankheiten sich der Energie-Heilstrahler aus China besonders gut einsetzen läßt

Der Energiestrahler aus China ist imstande, ungewöhnlich viel an Heilung zu bewirken. Und wahrscheinlich kennen wir bis heute noch längst nicht alle seine Fähigkeiten. Es gibt ihn ja erst seit ein paar Jahren.

Als energetische Hausapotheke hat der „Energieheiler" – wie das Gerät in China genannt wird – in den letzten vier Jahren seine Erfolgsreise durch mehrere ostasiatische Länder wie Taiwan, Singapur, Hongkong, Südkorea und China angetreten. Inzwischen spricht sich sein ausgezeichneter Erfolg auch im Westen herum: Man beginnt auch in Deutschland, das Gerät in der Naturheiltherapie und im Hausgebrauch einzusetzen. Wegen seiner einfachen und sicheren Konstruktion eignet es sich ohne weiteres für den Laiengebrauch.

Beeindruckende Erfolge mit dem Energie-Heilgerät Zi Zhu lassen sich bei erstaunlich vielen Krankheitsbildern erreichen. Klinische Studien und praktische Anwendungen berichten von besonders günstigen Erfolgen bei schlecht heilenden Wunden, beispielsweise bei offenen Beinen, bei Herz-Kreislauferkrankungen, rheumatischen Beschwerden, akuter und chronischer Bronchitis, Bluthochdruck, Nervenschmerzen, bei allen möglichen Formen von Entzündungen, z.B. Sehnenscheidenentzündung, Darmentzündung, Knochenentzündungen, sowie bei Hauterkrankungen, vor allen Neurodermitis und Schuppenflechte, bei Migräne, Kopfschmerzen und Immunschwäche, Altersbeschwerden bis hin zum geistigen und körperlichen Kräfteverfall, Potenzstörungen und Schlaflosigkeit.

Besonders gut anwendbar ist der Heilenergiestrahler auch bei verschiedenen Frauenleiden, Gelenkentzündungen, Hyperostose (Knochengewebswucherungen), Hämorrhoiden, Frostbeulen und äußeren Verletzungen. Zugleich regeneriert er die allgemeine Vitalität, die Nervenfunktionen und kräftigt die Körperbeweglichkeit deutlich. Sehr gut bewährt hat sich die Heillampe aus China aber auch bei den typischen Beschwerden und Unausgeglichenheiten während des Klimakteriums bei Frauen und bei Männern. (Auch Männer leiden ja unter dem Klimakterium. Sie verdrängen solche Beschwerden aber meist, weil sie sie mit ihrem Bild von sich selbst nicht in Einklang bringen können).

Jedes Nachlassen der Lebenskraft, ganz gleich aus welchen Gründen, ob durch Streß, vorzeitigen Verschleiß, die hohe Zahl der Lebensjahre oder durch langanhaltende Krankheitsprozesse, jede Verminderung der natürlichen Vitalität, selbst das sogenannte chronische Müdigkeitssyndrom, an dem die Ärzte in aller Welt so viel herumrätseln und keine eindeutige Ursache finden, weil es sie nicht gibt*, – alle diese Erscheinungen gehören zum bevorzugten Anwendungsgebiet des Heilenergiestrahlers aus China.

Diese Aufzählung ist längst nicht vollständig. Mit Sicherheit gibt es eine Fülle weiterer Krankheiten, bei denen die Anwendung des Energieheilers nur noch nicht erprobt werden konnte, weil die Erfindung des Zi Zhu-Strahlers ja noch nicht lange zurückliegt. Die Erprobung des Geräts ist auch in unserem *Arbeitskreis: gesund leben* noch längst nicht abgeschlossen. Wir mochten dennoch mit der Veröffentlichung der bisherigen Ergebnisse nicht zögern. Denn die Kranken brauchen *jetzt* Hilfe und nicht erst in zehn Jahren oder noch später.

Für aufgeschlossene Therapeuten, Ärzte wie Heilpraktiker, Laien und Selbsthilfegruppen, lohnt es sich, selbst Erfahrungen

---

*Für das chronische Müdigkeitssyndrom sind aller Wahrscheinlichkeit nach nicht *eine* Ursache, sondern gleich ein ganzes Bündel von Faktoren verantwortlich, die diese geheimnisvolle Krankheit auslösen. Hierzu gehören unter anderem der Elektrosmog, Umweltschadstoffe aller Art, mangelhafte Ernährungsqualität, die Stresse der modernen Arbeitswelt, Reizüberflutung, zu wenig Bewegung, um nur die wichtigsten Ursachen zu nennen. Selbst junge Menschen leiden heute verstärkt unter chronischer Müdigkeit, die mit Antriebsschwäche und oft auch mit depressiven Stimmungen verbunden ist.

mit dem Energieheilgerät zu sammeln. So bewegt sich in unserem eingleisig pharmazeutisch festgefahrenen Gesundheitssystem am ehesten etwas in Richtung Zukunft. Die Zukunft gehört der Energiemedizin. Das zeichnet sich immer deutlicher ab.

Selbst bei so schweren Erkrankungen wie Krebs und Aids läßt sich dieses Gerät unterstützend einsetzen, weil es die Selbstheilungskräfte des Körpers mobilisiert und damit eine günstige Ausgangsbasis für das Heilungsgeschehen schafft.

Natürlich wird die Energieheillampe aus China nicht alle Krankheiten auf einen Schlag vom Erdboden verschwinden lassen. Dazu ist keine Heilmethode, kein Gerät und kein Mensch in der Lage. Doch sie hat eine Menge besonderer Begabungen. Wer sie diesen Begabungen entsprechend einsetzt, darf mit erstaunlichen Heilerfolgen rechnen.

Nach Untersuchungen in den chinesischen Kliniken von Tianjin und Beijing ließen sich durch den Energie-Strahler 34 Prozent der behandelten Bronchitis-Erkrankungen heilen. Bei weiteren 51 Prozent der Erkrankten besserte sich die Bronchitis spürbar. Noch eindrucksvoller sind die Heilerfolge bei anderen Erkrankungen wie zum Beispiel bei chronischen Darmentzündungen, die allgemein als sehr schwer heilbar gelten. Hier gesundeten rund 63 Prozent der Patienten völlig. Bei Bluthochdruck gelang es sogar, 86 Prozent der Kranken zu heilen. Das sind Erfolge, die sich sehen lassen können.

Bei der Anwendung des Energiespenders läßt sich sehr schnell spüren, wie sanfte Wärmewellen den ganzen Körper durchfluten und ein Gefühl behaglicher Entspannung entsteht. Sie fördert wohligen, natürlichen Schlaf.

Der China-Energiespender eignet sich besonders für die Anwendung zu Hause – zur Vorbeugung gegen Krankheiten ebenso wie zur Heilung. Aber er ist ebensogut in den Heilpraxen und in Selbsthilfegruppen einsetzbar. Über beide Arten des Einsatzes liegen ausgezeichnete Erfolgsmeldungen vor. Der Vorteil bei der Anwendung in Selbsthilfegruppen liegt vor allem darin, daß das Gerät nur einmal angeschafft werden muß, weil es sich die Mitglieder einer Selbsthilfegruppe gegenseitig ausleihen können.

Krankheit	Fälle	Genesen	guter Erfolg	Erfolg	ohne Erfolg	Rate in %
Bluthochdruck (Prim. Hypert.)	241	209	15	12	5	97,63
Bronchitis	175	60	41	48	6	96,57
Nerven-schwäche	116	86	16	9	5	95,69
Hämorrhoiden	172	124	18	24	6	96,50
Äußere Vaginal-verletzung	290	290	0	0	0	100,00
Schlaganfalls-folgeleiden	335	180	146	30	29	91,34
Nerven-schmerz	294	169	43	20	12	95,92
Rheumatische Arthritis	186	56	96	24	10	94,62
Hüft-verspannung	163	107	21	24	11	93,25
Schulter-entzündung	180	97	60	23	0	100,00
Sehnen-scheiden-entzündung	63	8	32	18	5	92,06
Chronische Darm-entzündung	121	76	28	8	9	92,56

ABBILDUNG 13: Ergebnisse einer in China an insgesamt 2336 Kranken durchgeführten Behandlung mit dem Zi Zhu Energiestrahler. Quelle: Arndt 1996, 60.

KAPITEL 11

Wie Sie mit dem Heilenergiestrahler konkret umgehen können

Anleitung

In diesem Kapitel erhalten Sie konkrete Hinweise zur Benutzung des China-Heilenergiestrahlers. Die Tabelle gibt Ihnen einen genauen Überblick, bei welchen Krankheiten Sie den Strahler einsetzen können und auf welche Körperstellen Sie ihn richten sollten.

Chinesische Wissenschaftler haben die Tabelle auf Grund ihrer Forschungsergebnisse im Umgang mit dem Energiestrahler entwickelt und erprobt. Sie legten dabei die jahrtausendealten Erkenntnisse der Akupunkturlehre zugrunde.

Wenn Sie eine Krankheit in der Tabelle (oder in dem alphabetisch geordneten Krankheitsverzeichnis am Schluß dieses Buchs) nicht finden, so bedeutet dies nicht, daß der Strahler bei dieser Erkrankung keine Hilfe bringt. Das Fehlen im Behandlungsplan weist lediglich darauf hin, daß zur Behandlung dieser Krankheit noch keine Erfahrungen mit dem Gerät vorliegen. Sammeln Sie selbst Ihre Erfahrungen! Haben Sie ruhig den Mut zum Ausprobieren! Wenn es gelingt, den Energiefluß in Ihrem Körper auszugleichen und bestehende Blockaden aufzulösen, so wirkt sich das günstig auf jedes Krankheitsbild aus, selbst bei einem so dramatischen Geschehen wie Krebs oder Aids.

Jede Krankheit läßt sich am besten bekämpfen, indem man die Lebenskraft stärkt und mit ihr die körpereigene Abwehr.

Worauf Sie bei der Behandlung mit dem Energiestrahler achten sollten

- Ganz gleich um welche Beschwerden es sich handelt: Sie sollten bei der Behandlung immer zuerst die betroffene Stelle bestrahlen. Bei Schmerzen, Verrenkungen, Taubheitsgefühlen, Schwellungen, offenen Wunden, Verfärbungen, Schrumpfungen, Unwohlsein und ähnlichen Krankheitszeichen beginnt die Behandlung also immer an der Stelle, an der sich die Störung zeigt. Erst danach sollten Sie die in der Anleitung angegebenen weiteren Stellen bestrahlen.

- Die Bestrahlungsdauer kann täglich bis zu 90 Minuten betragen. Dabei entfallen auf die Hauptpunkte bzw. auf die schmerzende Stelle 20 bis 30 Minuten. Jeder Nebenpunkt soll 10 bis 20 Minuten betrahlt werden.
  Haben Sie mehrere verschiedene Beschwerden, die Sie behandeln möchten, so beginnen Sie mit den Sie am meisten belastenden.
  Erst wenn sich dieses Leiden zu Ihrer Zufriedenheit gebessert hat, nehmen Sie Ihr nächstes Problem in Angriff.

- Der Abstand des Energiespender zu der zu behandelnden Stelle soll 4 bis 6 cm betragen. Am besten können Sie sich aber an Ihrem persönlichen Wärmegefühl orientieren. Der Abstand ist dann richtig, wenn Sie die Wärme als angenehm empfinden. Zur Behandlung können Sie ganz verschiedene Körperhaltungen einnehmen: sitzend, auf dem Rücken liegend, seitlich, auf dem Bauch, in der Hocke oder mit angewinkelten Beinen auf dem Rücken liegend, je nachdem wie Sie die erkrankte Stelle am besten erreichen.

- Die Stelle, die Sie bestrahlen wollen, soll frei von Kleidung und vor allem von Metall sein.

- Während der Behandlung ist es günstig, sich ruhig und gelassen auf die heilende Wirkung der Energiewellen zu konzentrieren. Sie können so die Heilwirkung meditativ unterstützen.

Am günstigsten ist die Bestrahlung abends vor dem Schlafengehen. Aber auch jeder andere Zeitpunkt eignet sich. Entscheidend ist, wie sich die Bestrahlung am besten in Ihren persönlichen Tagesplan einfügen läßt. Denn Ihre Heilbehandlung sollte für Sie keine lästige Pflichtübung sein, sondern etwas Schönes, auf das Sie sich den ganzen Tag über freuen können. Genießen Sie es, wie sich die heilenden Wärmestrahlen angenehm entspannend durch Ihren ganzen Körper ausbreiten!

- Den Heilstrahler können Sie auch als Ergänzung zu einer medikamentösen oder jeder anderen Heilbehandlung einsetzen.
- In akuten Krankheitsfällen bzw. bei einer sehr schweren Erkrankung soll das Gerät nur unterstützend eingesetzt werden. Es ist dann nicht als ERSTE HILFE geeignet. Bei schweren Erkrankungen oder Unklarheiten im Krankheitsbild sollten Sie sich in jedem Falle an einen Arzt wenden und das Energieheilgerät nur ergänzend anwenden.
- Für ältere oder in ihrer Bewegungsfähigkeit eingeschränkte Menschen sollte während der Behandlung jemand zur Verfügung stehen, der beim Einsatz des Geräts behilflich ist und die Dauer der Anwendung kontrolliert.
- Zur Ausheilung gewöhnlicher Krankheitsbeschwerden sind meist *drei* bis *zehn* Behandlungsperioden notwendig. Eine Behandlungsperiode dauert sieben Tage. Danach sollen immer drei Tage Pause bis zum Beginn der nächsten Behandlungsperiode liegen.
Manche schweren Leiden und chronische Erkrankungen können in so kurzer Zeit nicht ausgeheilt werden. Sie haben sich oft in Jahren oder sogar Jahrzehnten entwickelt. Bei ihnen ist manchmal eine noch weit größere Zahl an Behandlungsperioden notwendig, bis sich ein entscheidender Heilungserfolg einstellt. Geben Sie in solchen Fällen also nicht vorzeitig auf. Es lohnt sich, Geduld zu haben.
- Die Augen dürfen nicht direkt bestrahlt werden. Die Wärmestrahlung kann die Flüssigkeit auf dem Augapfel trocknen und

damit zu Reizungen führen. Vorsicht ist auch bei der Anwendung an Schwangeren und kleinen Kindern geboten. Bei schweren Prellungen, Verstauchungen und Verbrennungen soll die Behandlung mit dem Energiestrahler erst nach der akuten Phase einsetzen.

- Manchmal kann es an der bestrahlten Stelle zu Hautreizung und Jucken kommen. Solche Erscheinungen sind harmlos und klingen erfahrungsgemäß bald wieder ab. Sie rühren daher, daß die Energiewellen des Strahlers die Haut neu beleben. Leichte Massagen lindern den Juckreiz und erhöhen zugleich die Aufnahmefähigkeit für die Heilenergie.

Der Energiestrahler setzt keine radioaktiven oder sonstwie schädlichen Strahlen frei. Er hat keinerlei schädliche Nebenwirkungen.

Das Gerät ist mit einer Zeitschaltuhr versehen. Sie läßt sich je nach Bedarf auf 30 bzw. 60 Minuten einstellen. Nach Ablauf dieser Zeit schaltet es sich von selbst aus. Falls also jemand während des Bestrahlens einschläft, kann nichts passieren.

Abbildungen der zu behandelnden Körperstellen

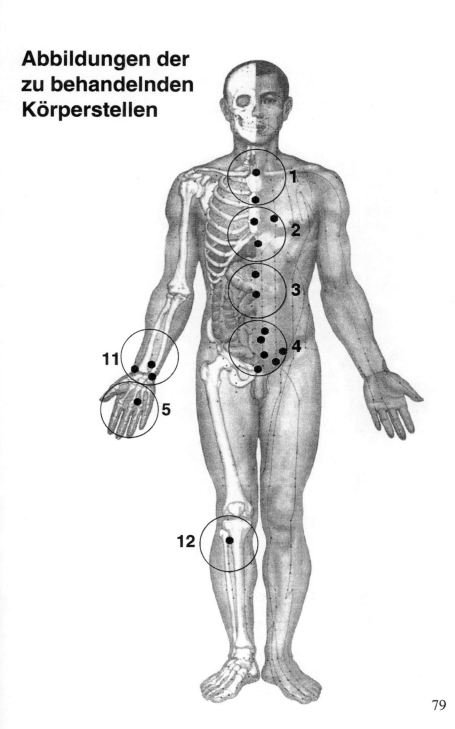

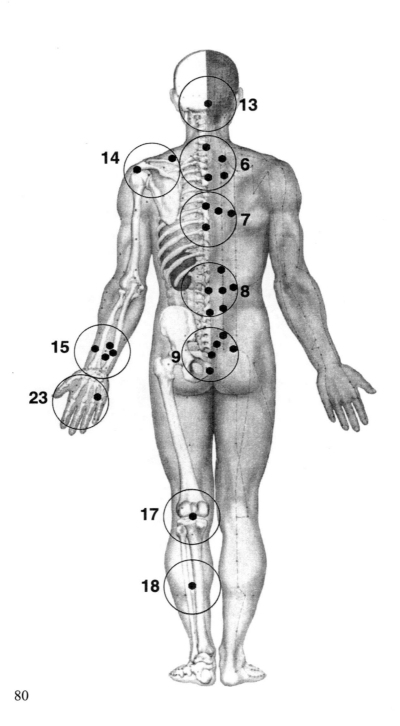

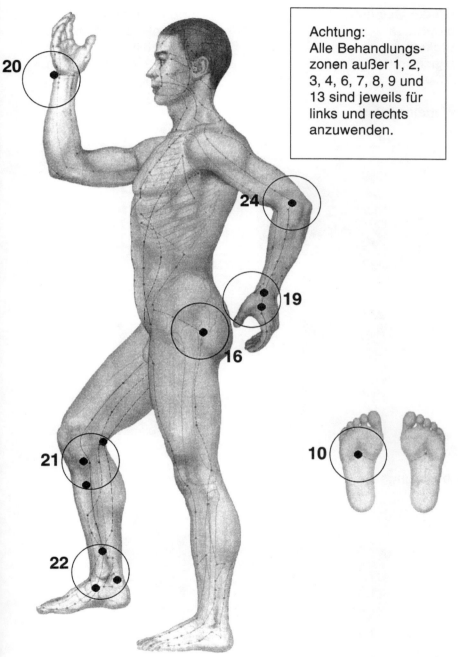

- **Erhalt der Gesundheit**
- **Osteoporose**
- **Müdigkeit**
- **Energiearmut**

Empfehlungen:
Eine optimale Wirkung wird erzielt, wenn die Behandlung vor dem Schlafengehen erfolgt

1. Behandlungstag:

3
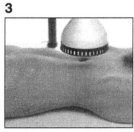
20 Min.

8
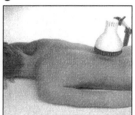
20 Min.

22 links
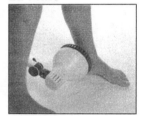
20 Min.

22 rechts
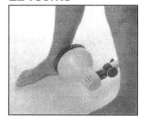
20 Min.

2. Behandlungstag:

4
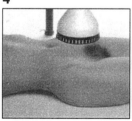
20 Min.

7
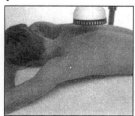
20 Min.

2. Behandlungstag: (Forts.)

12 rechts **12 links**

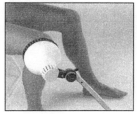 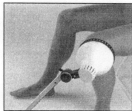

20 Min. 20 Min.

3. **Behandlungstag:** Behandlung wie 1. Tag

3 **8**

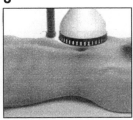 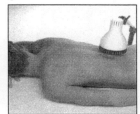

20 Min. 20 Min.

22 links **22 rechts**

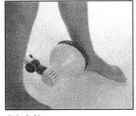 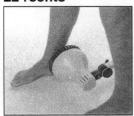

20 Min. 20 Min.

- Erhalt der Gesundheit
- Osteoporose
- Müdigkeit
- Energiearmut

(Fortsetzung von Seite 82 und 83)

4. Behandlungstag: Behandlung wie 2. Tag
(also im Wechsel)

4

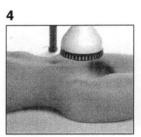

20 Min.

7

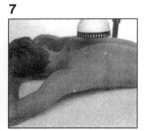

20 Min.

12 rechts

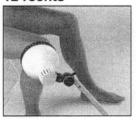

20 Min.

12 links

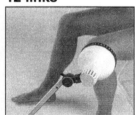

20 Min.

- **Unpäßlichkeiten**
  verursacht durch altersbedingtes
  Nachlassen der inneren Funktionen

Empfehlungen:
Bewegung, Spaziergänge
an der frischen Luft,
wenn möglich etwas
Sport oder Gymnastik
betreiben

Behandlung:

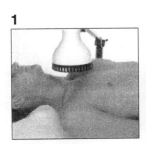

1

20 bis 30 Min.

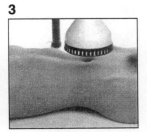

3

20 bis 30 Min.

Zur Ergänzung:

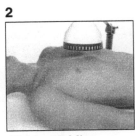

2

10 bis 15 Min.

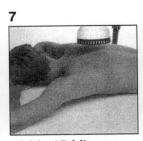

7

10 bis 15 Min.

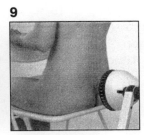

9

10 bis 15 Min.

- **Hypertonie (Bluthochdruck)**
- **Labiler Hypertonus**
  (zeitweise erhöhter Bluthochdruck ohne erkennbare Ursache)
- **Emotionaler Hypertonus**
  (aufregungsbedingter Bluthochdruck)
- **Arteriosklerotischer Hypertonus mit Herzbeschwerden**
- **Hypertonus mit Arteriosklerose der Hirnarterien und / oder Kopfschmerz**

Empfehlungen:
Gelassenheit bewahren, ein geregeltes Leben führen, weniger als 5 g Salz täglich zu sich nehmen, nicht rauchen, wenig Alkohol trinken, *nicht* sofort die Blutdruckmedikamente absetzen

Hypertonie (Bluthochdruck) und labiler Hypertonus
(zeitweise erhöhter Blutdruck ohne erkennbare Ursache):

Jeden einzelnen Fuß 20 Min. oder

10

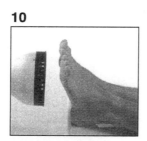

40 Min. zusammen

Emotionaler Hypertonus
(aufregungsbedingt):

Jeden einzelnen Fuß 15 Min. oder

10

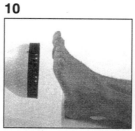

30 Min. zusammen

7

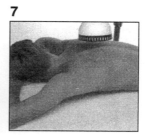

30 Min.

**Arteriosklerotischer Hypertonus
mit Herzbeschwerden:**

Jeden ein-
zelnen Fuß
15 Min. oder

10
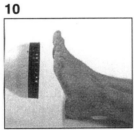
30 Min. zusammen

2
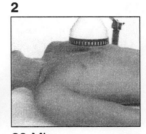
30 Min.

**Hypertonus mit Arteriosklerose
der Hirnarterien und/oder Kopfschmerz:**

Jeden ein-
zelnen Fuß
15 Min. oder

10
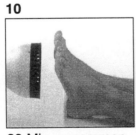
30 Min. zusammen

6
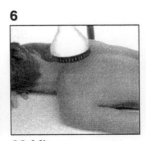
30 Min.

- **Hypotonie (Blutniedrigdruck)**
- **Blutdruck unregelmäßig**

**Hypotonie
(Blutniedrigdruck):**

Jeden ein-
zelnen Fuß
20 Min. oder

10

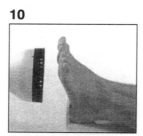

40 Min. zusammen

**Blutdruck
unregelmäßig:**

Jeden ein-
zelnen Fuß
15 Min. oder

10   **6**

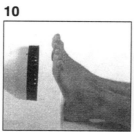   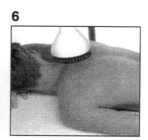

30 Min. zusammen   30 Min.

Folgeerscheinungen durch Schlaganfall:
- **Ödeme / Lähmung des Oberkörpers**
- **Ödeme / Lähmung des Unterkörpers**
- **Blutdruck unregelmäßig**

Empfehlungen:
In akuten Fällen oder zur Regeneration nach eigenem Ermessen behandeln, nach Bedarf die zu behandelnden Stellen massieren

Ödeme / Lähmung des Oberkörpers:
Verteilen Sie 30 Behandlungsminuten über die Schulter der betroffenen Seite und am Arm entlang. Danach weiter mit der Behandlungszone ...

6 **5**

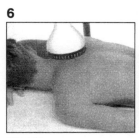

30 Min.　　　30 Min.

Ödeme / Lähmung des Unterkörpers:
Verteilen Sie 30 Behandlungsminuten über die Hüfte der betroffenen Seite und am Bein entlang. Danach weiter mit der Behandlungszone ...

9 **10**

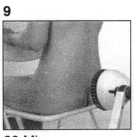 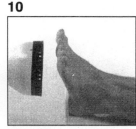

30 Min.　　　30 Min.

Folgeerscheinung durch Schlaganfall: (Fortsetzung von Seite 89)
• Blutdruck unregelmäßig

Blutdruck unregelmäßig:

Jeden einzelnen Fuß jeweils 15 Min. oder

10
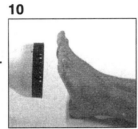
30 Min. zusammen

6
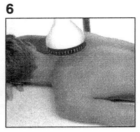
30 Min.

- **Ödeme (Gewebewassersucht)**

Im Oberkörper:
Beginnen Sie mit der betroffenen Stelle direkt 30 Min. Danach weiter mit Behandlungszone ...

Verteilen Sie 20 Behandlungsminuten auf Ober- und Unterarm der betroffenen Seite. Danach weiter mit der Behandlungszone ...

6
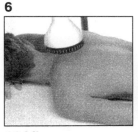
20 Min.

5
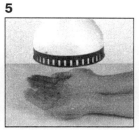
20 Min.

Im Unterkörper:
Beginnen Sie mit der betroffenen Stelle direkt 30 Min. Danach weiter mit Behandlungszone ...

Verteilen Sie 20 Behandlungsminuten auf Ober- und Unterschenkel der betroffenen Seite. Danach weiter mit der Behandlungszone ...

9
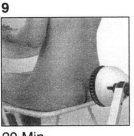
20 Min.

10
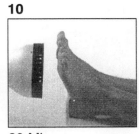
20 Min.

- **Herzkranzarterienverkalkung**
- **Herzschlag zu schnell**
- **Herzschlag unregelmäßig**

Empfehlungen:
Der Energiespender kann bei der Behandlung von Herzleiden unterstützend wirken. Gelassenheit bewahren, ein geregeltes Leben führen, weniger als 5 g Salz täglich zu sich nehmen, nicht rauchen, wenig Alkohol trinken, *nicht* sofort die Blutdruckmedikamente absetzen

Herzkranzarterienverkalkung:

7
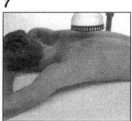
30 Min.

2
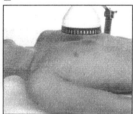
30 Min.

11 rechts
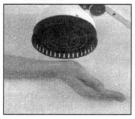
15 Min.

11 links
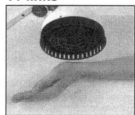
15 Min.

Herzschlag zu schnell:

7
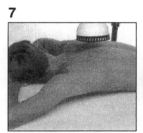
30 Min.

10
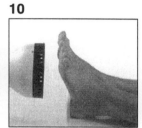
30 Min.

11 rechts
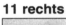
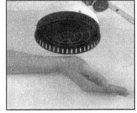
15 Min.

11 links

15 Min.

Herzschlag unregelmäßig:

7
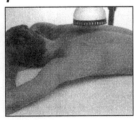
30 Min.

11 rechts
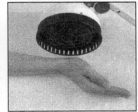
15 Min.

11 links
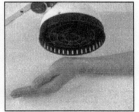
15 Min.

- **Schlaflosigkeit**

Empfehlungen:
Vor dem Schlafengehen bestrahlen

Schlaflosigkeit:

Jeden einzelnen Fuß jeweils 20-30 Min. oder

10

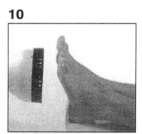

45 Min. zusammen

Schlaflosigkeit
(verursacht durch innere Unruhe, Herzrasen):

10

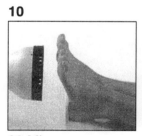

30 Min.

7

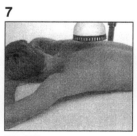

30 Min.

2

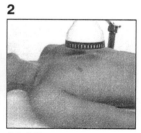

30 Min.

- Nervenschwäche
- Depressive Verstimmung

Nervenschwäche:

7

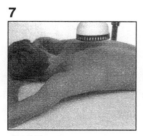

45 Min.

Depressive Verstimmung:

7

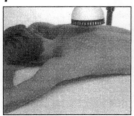

20 Min.

12 rechts

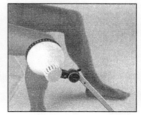

20 Min.

12 links

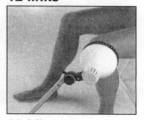

20 Min.

11 rechts

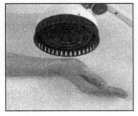

15 Min.

11 links

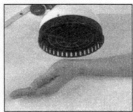

15 Min.

- **Diabetes Form II (insulinunabhängig)**
- **Diabetes Form I (insulinabhängig)**

Empfehlungen:
Etwas Sport treiben, Diätbehandlung mit geeigneten Lebensmitteln, Medikamente weiter einnehmen

Form II (insulinunabhängig):
1. Behandlungstag: Beginnen Sie mit der Bauchspeicheldrüse (linker Oberbauch) direkt 30 Min. Danach weiter mit der Behandlungszone ...

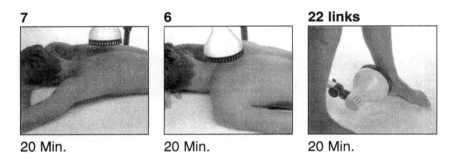

| 7 | 6 | 22 links |
| 20 Min. | 20 Min. | 20 Min. |

2. Behandlungstag: Wieder Bauchspeicheldrüse direkt 30 Min. Danach weiter mit der Behandlungszone ...

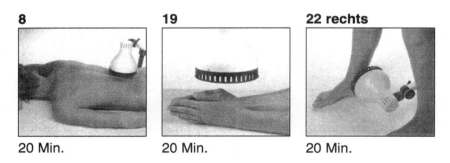

| 8 | 19 | 22 rechts |
| 20 Min. | 20 Min. | 20 Min. |

3. Behandlungstag: wie 1. Tag (also im Wechsel)

Form I (insulinabhängig):
1. Behandlungstag: Beginnen Sie mit der Bauchspeicheldrüse (linker Oberbauch) direkt 30 Min. Danach weiter mit der Behandlungszone ...

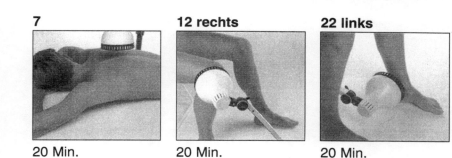

7 — 20 Min.
12 rechts — 20 Min.
22 links — 20 Min.

2. Behandlungstag: Wieder Bauchspeicheldrüse direkt 30 Min. Danach weiter mit der Behandlungszone ...

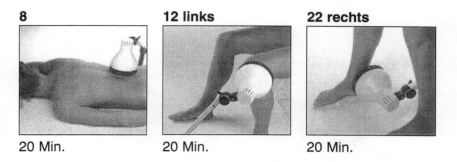

8 — 20 Min.
12 links — 20 Min.
22 rechts — 20 Min.

3. Behandlungstag: wie 1. Tag (also im Wechsel)

- **Asthma bronchiale**
- **Bronchitis**

Empfehlungen:
Sich vor Erkältung vorsehen. Räume mit zu niedriger Luftfeuchtigkeit meiden.
Die für Sie am angenehmsten empfundene Position bei der Anwendung haben Sie im Liegen

1

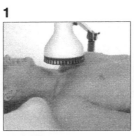

20 Min.

6

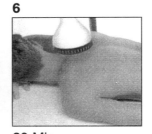

20 Min.

2

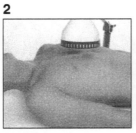

20 Min.

7

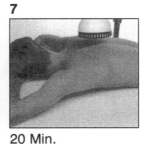

20 Min.

- **Tuberkulose der Lunge**

Empfehlungen:
Zur Unterstützung der medikamentösen Therapie
Achtung: Die Medikamente unbedingt gemäß den Anordnungen Ihres Arztes weiter einnehmen.

Beginnen Sie mit der betroffenen Stelle direkt 20 Min.
Danach weiter mit der Behandlungszone ...

8
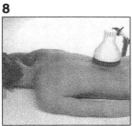
20 Min.

14 rechts
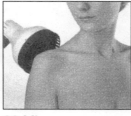
20 Min.

14 links
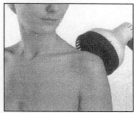
20 Min.

- **Leberbeschwerden**
- **Gallenbeschwerden**

Empfehlungen:
Medikamente weiter einnehmen, keinen Alkohol trinken, scharfe Speisen meiden

Beginnen Sie mit der betroffenen Stelle direkt 30 Min.
Danach weiter mit der Behandlungszone ...

7
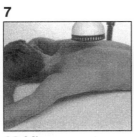
30 Min.

8
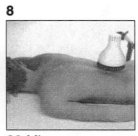
30 Min.

- **Magenbeschwerden**

Empfehlungen:
Nicht rauchen, wenig Alkohol trinken, koffeinhaltigen Kaffee vermeiden, leicht verdauliche Speisen zu sich nehmen, mehrere kleine Mahlzeiten einnehmen

Beginnen Sie mit der betroffenen Stelle direkt 20 Min.
Danach weiter mit der Behandlungszone ...

8
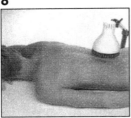
30 Min.

12 rechts
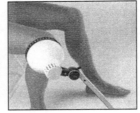
20 Min.

12 links
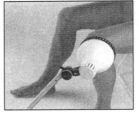
20 Min.

- Erkältung
- Nebenhöhlenentzündung

Erkältung:

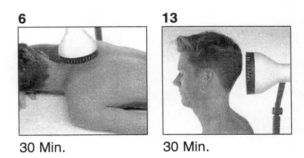

6
30 Min.

13
30 Min.

Nebenhöhlenentzündung:

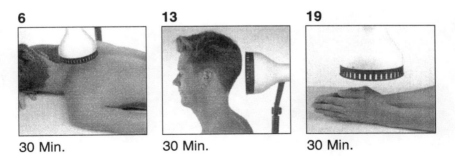

6
30 Min.

13
30 Min.

19
30 Min.

- **Kopfschmerzen**

Empfehlungen:
Nach der Behandlung mindestens eine halbe Stunde ruhen
Achtung: Bei ständig wiederkehrenden Kopfschmerzen bitte die Ursache beim Arzt erfragen.

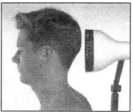

6   13

30 Min.   30 Min.

- Colitis (Dickdarmentzündung)
- Morbus Crohn
  (Dünndarmentzündung kurz vor dem Dickdarm)

Empfehlungen:
Leicht Verdauliches essen, scharfe Speisen meiden

Zuerst den Schmerzpunkt 30 Min. direkt behandeln.
Dann weiter mit der Behandlungszone ...

8   **12 rechts**   **12 links**

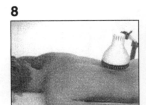 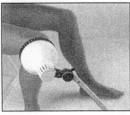 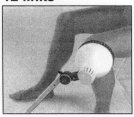

30 Min.   15 Min.   15 Min.

Oder Zeiteinteilung:
Zuerst den Schmerzpunkt 20 Min. direkt behandeln.
Dann weiter mit der Behandlungszone ...

8   **12 rechts**   **12 links**

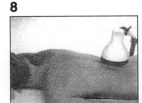 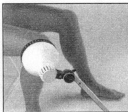 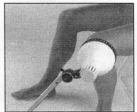

20 Min.   20 Min.   20 Min.

- Hämorrhoiden
- Juckreiz am After
- Prolapsus ani (Heraustreten von Geweben/Organen)

Empfehlungen:
Nichts Scharfes essen
Achtung: Den After vor der Behandlung gut reinigen!

Hämorrhoiden:

direkt: **9**

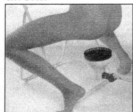 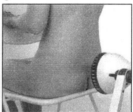

30 Min.   30 Min.

Juckreiz am After:

direkt: **9**   **6**

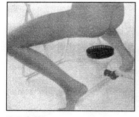 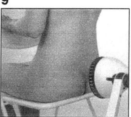 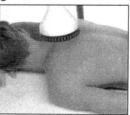

30 Min.   30 Min.   30 Min.

Prolapsus ani (Heraustreten von Geweben/Organen):

direkt: **9**

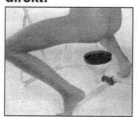 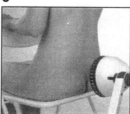

30 Min.   30 Min.

- **Halswirbelbeschwerden**
- **Halswirbelbeschwerden mit Armschmerz**
- **Halswirbelbeschwerden mit Kopfschmerz**

Empfehlungen:
Eine manual-therapeutische Therapie verbessert das Resultat

Halswirbelbeschwerden:
Beginnen Sie mit der betroffenen Stelle direkt 30 Min. Danach weiter mit der Behandlungszone ...

6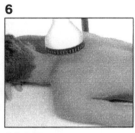

19

30 Min.   30 Min.

Halswirbelbeschwerden mit Armschmerz:

6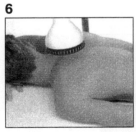

Verteilen Sie 30 Behandlungs-minuten schrittweise von der Schulter der betroffenen Seite herab bis vor der Behandlungs-zone 19. Danach weiter mit Behandlungszone ...

19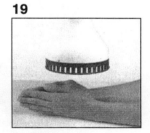

30 Min.   30 Min.

Halswirbelbeschwerden mit Kopfschmerz:

6
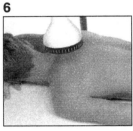
30 Min.

13
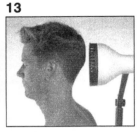
30 Min.

19
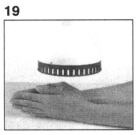
30 Min.

• **Schulterentzündung**

Empfehlungen:
Wenn es die Schmerzen erlauben, zweimal täglich Bewegungsübungen durchführen

Erst den Schmerzpunkt direkt 30 Min. behandeln, dann weiter mit der Behandlungszone ...

6
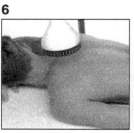
30 Min.

14
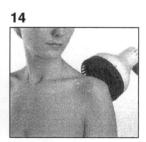
30 Min.

- **Steißnervschmerz**
- **Ischiasbeschwerden**
- **Wirbelsäulenschmerz**
- **Bandscheibenvorfall**

Steißnervschmerz / Ischiasbeschwerden:
Erst den Schmerzpunkt direkt 20 Min. behandeln.
Danach weiter mit der Behandlungszone ...

9
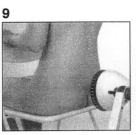
20 Min.

16
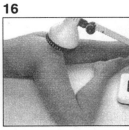
30 Min.
(schmerzende Seite)

10
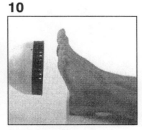
20 Min.

Wirbelsäulenschmerz:
Erst den Schmerzpunkt direkt 30 Min. behandeln.
Danach weiter mit der Behandlungszone ...

8
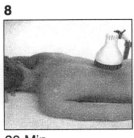
30 Min.

9
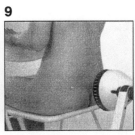
30 Min.

Bandscheibenvorfall:
Erst den Schmerzpunkt direkt 30 Min. behandeln.
Danach weiter mit der Behandlungszone ...

9 **16**

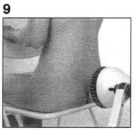 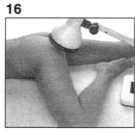

30 Min.   30 Min.
          (schmerzende Seite)

- **Interkostalnervenschmerz
  (Zwischenrippenschmerz)**
- **Rippenprellung**

Erst den Schmerzpunkt direkt 30 Min. behandeln,
dann weiter mit der Behandlungszone ...

6 **15 links** **15 rechts**

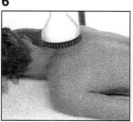 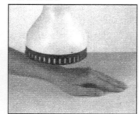 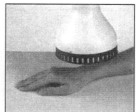

30 Min.   15 Min.   15 Min.

- **Zahnschmerz**
- **Zahnfleischentzündung**

Achtung:
Bei Behandlung des Gesichtes bitte die Augen abdecken.

Zahnschmerz:
Erst den Schmerzpunkt direkt 30 Min. behandeln, dann weiter mit der Behandlungszone ...

19

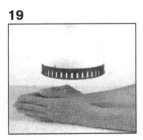

30 Min.

Zahnfleischentzündung:
Erst den Schmerzpunkt direkt 20 Min. behandeln, dann weiter mit der Behandlungszone ...

19   **6**   **8**

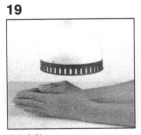 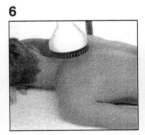 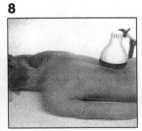

20 Min.   20 Min.   20 Min.

• **Ganglion (Überbein)**

Am Knie:
Erst den Schmerzpunkt 30 Min. direkt behandeln,
dann weiter mit der Behandlungszone ...

8

17

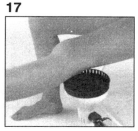

20 Min.   20 Min.
             (am zu behandelnden Knie)

Am Handrücken:
Erst den Schmerzpunkt 30 Min. direkt behandeln,
dann weiter mit der Behandlungszone ...

8

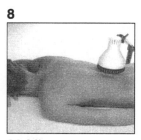

30 Min.

- **Wadenkrampf**

Empfehlungen:
Vor dem Schlafengehen behandeln, nicht überarbeiten, vermeiden Sie das Auskühlen der Körperteile

18
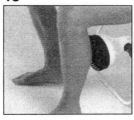
45 Min.
(an der zu behandelnden Wade)

10
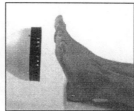
20 Min.

- **Rheumatismus**

Empfehlungen:
Basenreiche Kost, für eine allgemeine Entsäuerung des Körpers sorgen

Im Oberkörper:
Erst den/die Schmerzpunkt/e direkt insgesamt 30 Min. behandeln, dann weiter mit der Behandlungszone ...

6
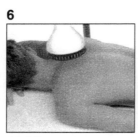
30 Min.

5
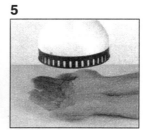
30 Min.

Im Unterkörper:
Erst den/die Schmerzpunkt/e direkt insgesamt 30 Min. behandeln, dann weiter mit der Behandlungszone ...

9
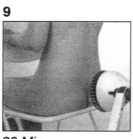
30 Min.

10
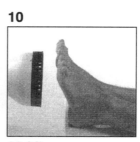
30 Min.

Hautprobleme:
- **Hautprobleme verursacht durch Nervosität**
- **Schuppenflechte**
- **Neurodermitis**
- **Ekzeme**
- **Herpes**
- **Gürtelrose**

Empfehlungen:
Ist das Leiden auf der Haut verteilt, die betroffenen Stellen bei der Behandlung von Zeit zu Zeit leicht massieren
Achtung: Bei Behandlung des Gesichtes bitte die Augen abdecken.

Erst die betroffene Stelle 30 Min. direkt behandeln. Sind mehrere Stellen betroffen, gehen Sie schrittweise vor und bestrahlen jede Stelle 20 Min. Zusammen jedoch max. 60 Min.

6

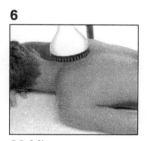

30 Min.

Herpes im Gesicht:

direkt　　　　　**6**

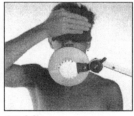 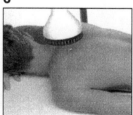

30 Min.　　　　30 Min.

Herpes im Genitalbereich:

direkt 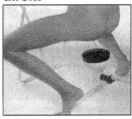 30 Min.

6 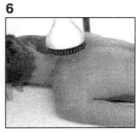 30 Min.

Gürtelrose:
60 Minuten auf die betroffenen Hautstellen verteilen, dann weiter mit der Behandlungszone ...

6 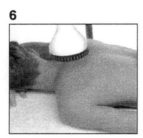 30 Min.

- **Sportverletzungen**
- **Tendinitis (Sehnenentzündung)**
- **Muskelverspannung**
- **Muskelzerrung**
- **Muskelkater**
- **Prellung**
- **Bluterguß**
- **Verstauchung**
- **Knochenbruch**
- **Tennisarm**
- **Bänderzerrung**
- **Bänderriß**

Empfehlungen:
Während der Behandlung die betroffene Stelle leicht massieren
Achtung: Bei schweren Verstauchungen und Prellungen erst nach der akuten Phase mit der Behandlung beginnen.

Erst den Schmerzpunkt 30 Min. direkt behandeln, dann weiter mit der Behandlungszone ...

8

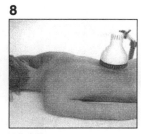

30 Min.

Hervorzuheben ist besonders die erstaunliche Wirkung und Beschleunigung der Wundheilung nach Verletzungen, der Knochenheilung nach Brüchen und der raschen Schmerzfreiheit nach Verstauchungen, Muskelfaserrissen usw. Damit ist der Zi-Zhu Energiespender auch ein ideales Mittel zur raschen Wiederherstellung nach Sportverletzungen (50-70 % schnellere Genesung als mit herkömmlichen Methoden).

- **Verletzungsnarben**
- **Operationsnarben**
- **Erfrierungen**
- **Verbrennungen**

Achtung:
Bei Verbrennungen erst nach der nässenden Phase (ca. 3 Tage) oder mit „Low"-Temperatur und nur 10-20 Min. die betroffenen Stellen behandeln.

Im Oberkörper:
Erst die betroffene/n Stelle/n direkt insgesamt 20 Min. behandeln, dann weiter mit der Behandlungszone ...

6
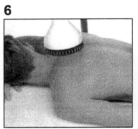
20 Min.

8
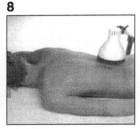
20 Min.

5
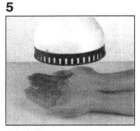
20 Min.

Im Unterkörper:
Erst die betroffene/n Stelle/n direkt insgesamt 20 Min. behandeln, dann weiter mit der Behandlungszone ...

6
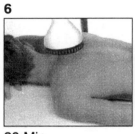
20 Min.

8
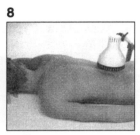
20 Min.

10
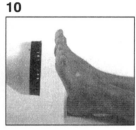
20 Min.

Ohrenprobleme:
- Schwächung der Hörkraft
- Tinitus (Ohrensausen)
- Mittelohrentzündung
- Gehörgangsentzündung

Achtung:
Bei der Behandlung soll das Auge an der Seite des behandelten Ohres mit einem Tuch abgedeckt werden.

Schwächung der Hörkraft und Tinitus (Ohrensausen):
Erst das betroffene Ohr direkt 20 Min. behandeln, dann weiter mit der Behandlungszone ...

8
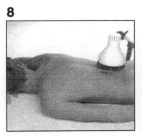
20 Min.

11 rechts
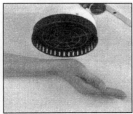
15 Min.

11 links
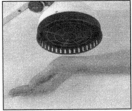
15 Min.

23
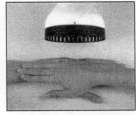
20 Min. zusammen oder jeweils 10 Min.

Mittelohrentzündung:
Erst das betroffene Ohr direkt 30 Min. behandeln, dann weiter mit der Behandlungszone ...

direkt
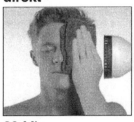
30 Min.

6
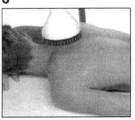
30 Min.

8
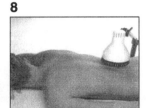
30 Min.

Gehörgangsentzündung:
Erst das betroffene Ohr direkt 30 Min. behandeln, dann weiter mit der Behandlungszone ...

direkt
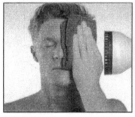
30 Min.

8
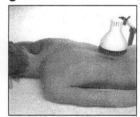
30 Min.

23
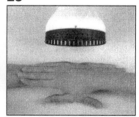
30 Min. zusammen oder jede einzelne Hand jeweils 15 Min.

Achtung:
Bei der Behandlung soll das Auge an der Seite des behandelten Ohres mit einem Tuch abgedeckt werden.

- **Phlebitis (Venenentzündung)**
- **Krampfaderentzündung**
- **Unterschenkel ulcera**
  (offenes Bein bei Venenleiden)

Achtung:
Die Stellen dürfen nicht massiert und in der akuten Phase nicht behandelt werden.

Erst den/die Schmerzpunkt/e 30 Min. direkt behandeln, dann weiter mit der Behandlungszone ...

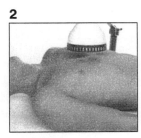

30 Min.

Unterschenkel ulcera:
Erst den/die Schmerzpunkt/e 30 Min. direkt behandeln, dann weiter mit der Behandlungszone ...

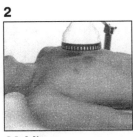 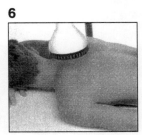

30 Min. 30 Min.

- **Dekubitus
  (offene Wunden vom
  langen Liegen)**

Empfehlungen: Die wunden Stellen trocken halten und vor Druck schützen

Erst 30 Min. auf die betroffenen Hautstellen verteilen, dann weiter mit der Behandlungszone ...

8
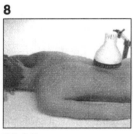
30 Min.

6
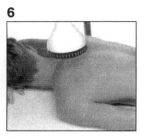
30 Min.

- **Menstruationsschmerz**
- **zu lang andauernde Regelblutung**
- **zu starke Regelblutung**
- **zu schwache Regelblutung**
- **unregelmäßige Regelblutung**
- **Blasenentzündung**
- **Entzündung der Genitalien**

Achtung:
Verordnete Medikamente zunächst weiter einnehmen.

Erst die betroffene Stelle 20 Min. direkt behandeln, dann weiter mit der Behandlungszone ...

3
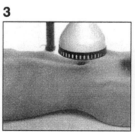
20 Min.

4
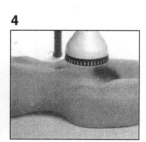
15 Min.

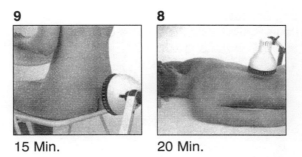

9　15 Min.　　8　20 Min.

Mit Kopfschmerzen:

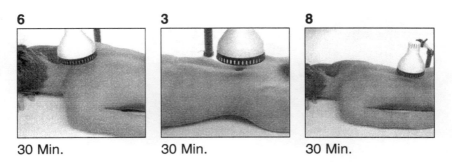

6　30 Min.　　3　30 Min.　　8　30 Min.

Mit Brustschmerzen:
Erst die betroffene Stelle 30 Min. direkt behandeln,
dann weiter mit der Behandlungszone ...

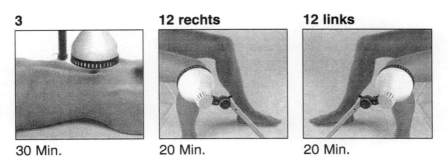

3　30 Min.　　12 rechts　20 Min.　　12 links　20 Min.

Entzündung der Genitalien:
Erst die betroffene Stelle direkt 20 Min. behandeln,
dann weiter mit der Behandlungszone ...

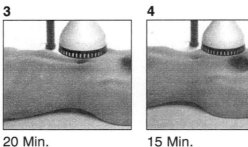

3   20 Min.
4   15 Min.

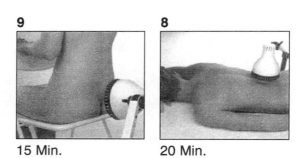

9   15 Min.
8   20 Min.

Männerbeschwerden:
- **Schwinden der Lust**
- **Impotenz**
- **Vorzeitiger Samenerguß**
- **Prostata**

Schwinden der Lust:

7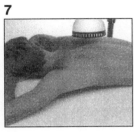
30 Min.

8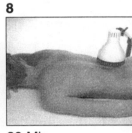
30 Min.

4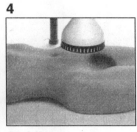
30 Min.

Impotenz:

4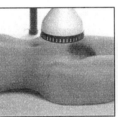
20 Min.

8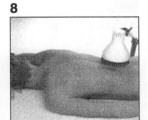
20 Min.

21 links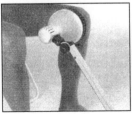
20 Min.

21 rechts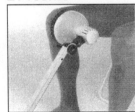
20 Min.

Vorzeitiger Samenerguß:

4
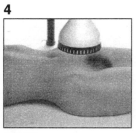
20 Min.

9
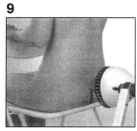
20 Min.

22 links
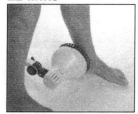
20 Min.

22 rechts
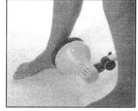
20 Min.

Prostata:
Erst die betroffene Stelle 10 Min. direkt behandeln, dann weiter mit der Behandlungszone ...

3
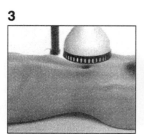
20 Min.

8
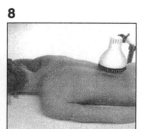
20 Min.

4

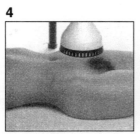

20 Min.

9

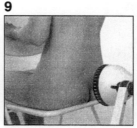

20 Min.

- **Heuschnupfen**
- **Husten**
- **Hautallergien**
- **Darmprobleme bei Allergien**

Heuschnupfen:

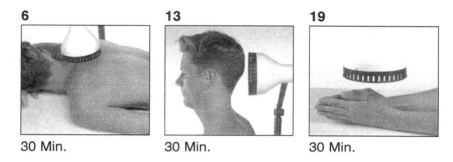

6
30 Min.

13
30 Min.

19
30 Min.

Husten:

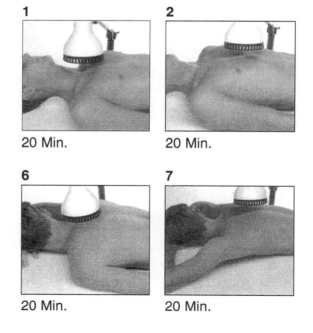

1
20 Min.

2
20 Min.

6
20 Min.

7
20 Min.

Hautallergien:
Erst 30 Min. auf die betroffene/n Hautstelle/n verteilen, dann weiter mit der Behandlungszone ...

6

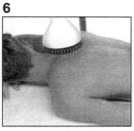

30 Min.

Darmprobleme bei Allergien:

8   **3**

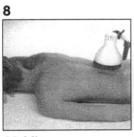   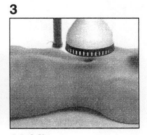

20 Min.   20 Min.

12 rechts   **12 links**

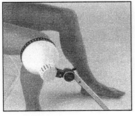   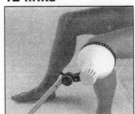

15 Min.   15 Min.

- **Bauchbeschwerden**
- **Kraftlosigkeit**
- **Hitzewallungen**
- **Hüftverspannung**
- **Rückenverspannung**
- **Kreuzschmerz**
- **Lendenwirbelbeschwerden**
- **Schwindel und Mattigkeit**

Bauchbeschwerden:

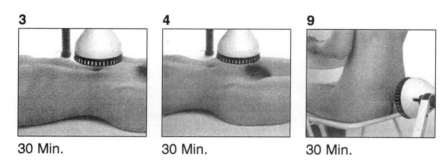

3 4 9

30 Min.   30 Min.   30 Min.

Kraftlosigkeit und Hitzewallungen:

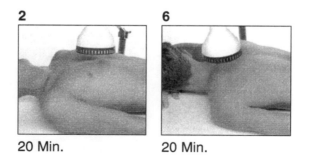

2 6

20 Min.   20 Min.

7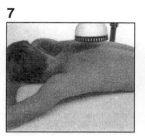
20 Min.

10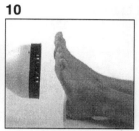
20 Min.

**Hüft- und Rückenverspannung,
Kreuzschmerz,
Lendenwirbelbeschwerden:**

3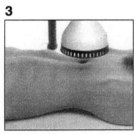
20 Min.

8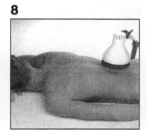
20 Min.

9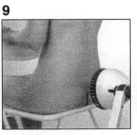
20 Min.

5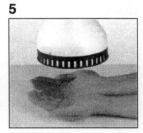
20 Min.

Schwindel und Mattigkeit:

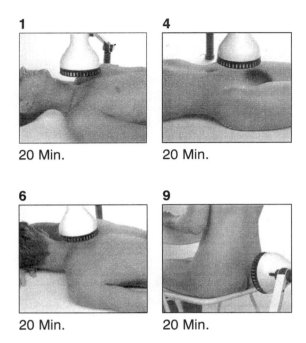

• **Migräne**

Migräne, verursacht durch Bluthochdruck oder Blutniedrigdruck:

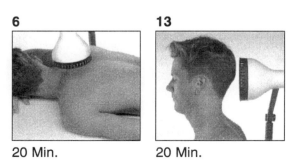

10 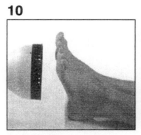 **24**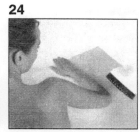

20 Min.   20 Min.
(täglicher Wechsel
links, bzw. rechts)

Migräne, seit der ersten
Regelblutung:

6 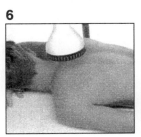 **19**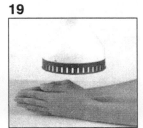

20 Min.   20 Min.

4 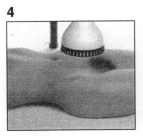 **9**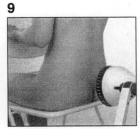

20 Min.   20 Min.

Migräne, nach Geburten:

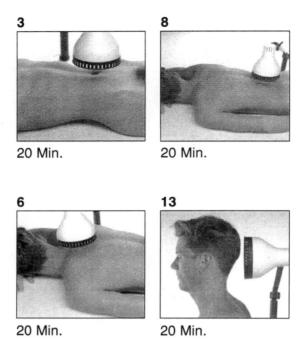

Migräne, verursacht durch
Wirbelsäulenbeschwerden:

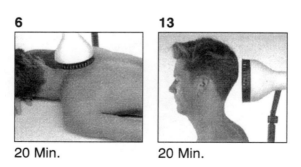

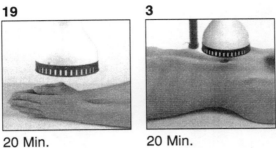

- **Verstopfung**
- **Durchfall**

Verstopfung:

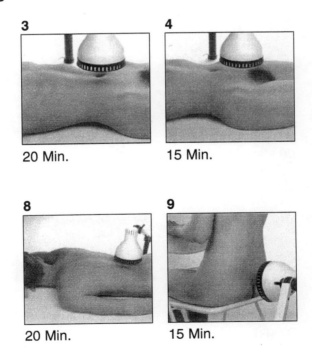

Verstopfung
(Fortsetzung von Seite 133)

12 rechts **12 links**

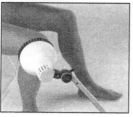 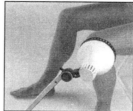

10 Min. 10 Min.

Durchfall:

3 **4**

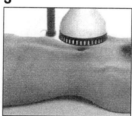 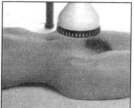

20 Min. 20 Min.

9 **8**

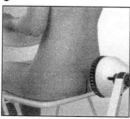 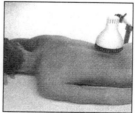

20 Min. 20 Min.

- **Wetterfühligkeit**

Kopfschmerz:

Empfehlungen: Nach der Behandlung mindestens eine halbe Stunde ruhen

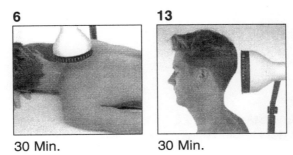

6 — 30 Min.   13 — 30 Min.

Gliederschmerz im Oberkörper: Erst die schmerzende/n Stelle/n insgesamt 30 Min. direkt behandeln, dann weiter mit der Behandlungszone ...

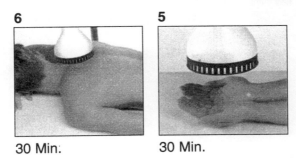

6 — 30 Min.   5 — 30 Min.

Gliederschmerz im Unterkörper: Erst die schmerzende/n Stelle/n insgesamt 30 Min. direkt behandeln, dann weiter mit der Behandlungszone ...

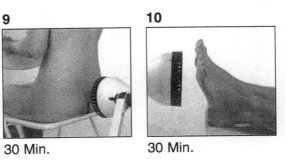

9 — 30 Min.   10 — 30 Min.

• **Gelenkentzündung**

Im Oberkörper:
Erst die betroffene Stelle direkt 20 Min. behandeln, dann weiter mit der Behandlungszone ...

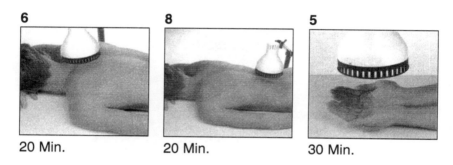

6 — 20 Min.   8 — 20 Min.   5 — 30 Min.

Im Unterkörper:
Erst die betroffene Stelle direkt 20 Min. behandeln, dann weiter mit der Behandlungszone ...

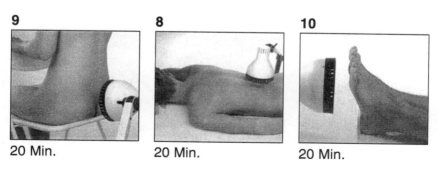

9 — 20 Min.   8 — 20 Min.   10 — 20 Min.

- **Gelenkprobleme**

Im Kniegelenk:

Knie (vorn)
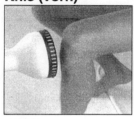
10 Min.

Knie (hinten)
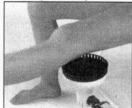
10 Min.

Knie (seitlich links)
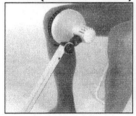
10 Min.

Knie (seitlich rechts)
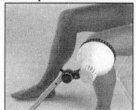
10 Min.

9
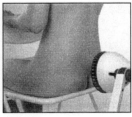
20 Min.

8
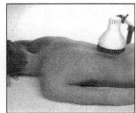
15 Min.

10
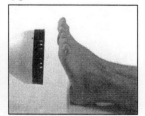
15 Min.

Gelenkprobleme
(Fortsetzung von Seite 137)

Im Ellenbogen:
Erst rund um den Ellenbogen (4 x 10 Min.) behandeln.
Dann weiter mit der Behandlungszone ...

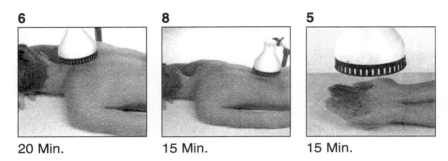

6   8   5
20 Min.   15 Min.   15 Min.

Im Schultergelenk:
Erst an der Schulter direkt 3 x 10 Min. behandeln.
Dann weiter mit der Behandlungszone ...

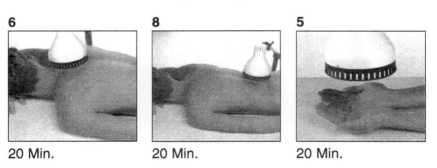

6   8   5
20 Min.   20 Min.   20 Min.

- Gesichtslähmung
- Parkinson (Schüttellähmung)

Achtung:
Bei der Behandlung des Gesichtes bitte die Augen abdecken.

Gesichtslähmung:
Die gelähmte Seite direkt 30 Min. behandeln.
Danach weiter mit der Behandlungszone ...

6   **5**

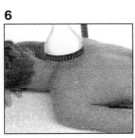 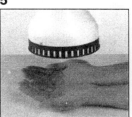

30 Min.   30 Min.

Parkinson (Schüttellähmung)

1   **6**   **5**

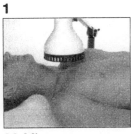 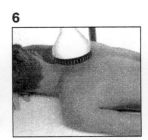 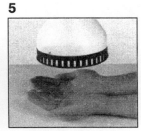

30 Min.   30 Min.   30 Min.

- Schilddrüsenüberfunktion
- Schilddrüsenunterfunktion

Achtung:
Sprechen Sie vor der Behandlung mit Ihrem Facharzt. Medikamente vorerst weiter einnehmen.

1. Behandlungstag:

1
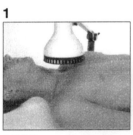
30 Min.

8
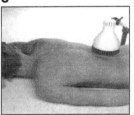
30 Min.

2. Behandlungstag:

24 rechts
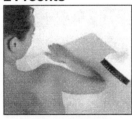
15 Min.

24 links
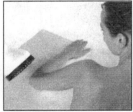
15 Min.

19
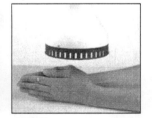
30 Min. zusammen oder jede einzelne Hand 15 Min.

KAPITEL 12

Erstverschlimmerungen

Die allermeisten Menschen spüren schon von der ersten Bestrahlung an die wohlig entspannende, den ganzen Körper warm durchflutende Heilwirkung des Energiestrahlers. Dennoch kann es in seltenen Ausnahmen, wie bei praktisch allen Naturheilanwendungen, zu sogenannten Erstverschlimmerungen kommen. Alte Krankheitssymptome flackern manchmal in den ersten Tagen der Behandlung wieder auf. Müdigkeit, Unruhe, starkes und unangenehm riechendes Schwitzen, Kopfschmerzen, Schwindelgefühle, Herzklopfen, Schnupfen, Durchfall, psychische Verstimmungen, Angst, Wut, Depressionen, Hautrötungen vor allem an den bestrahlten Stellen, Hautjucken und noch viele andere Beschwerden können auftreten. Sie sind harmlos und als positives Zeichen zu werten: Die Behandlung beginnt zu wirken. Der Organismus reagiert. Er fängt an, alte Gift- und Krankheitsstoffe auszuscheiden.

Meist werden zuletzt erworbene Gifte zuerst gelöst. Doch manchmal melden sich alte Medikamentengifte, Impfschäden, weiter zurückliegende, zuvor unterdrückte Krankheiten wieder. Das alles ist in Ordnung so. Es handelt sich um Begleiterscheinungen auf dem Weg zur Heilung. Am besten ist es, wenn Sie sich bei Auftreten von Erstverschlimmerungen viel Ruhe gönnen. Reichlich Bewegung an frischer Luft, Spaziergänge und leichte körperliche Arbeit wirken sich günstig aus. Wichtig ist vor allem, viel zu trinken, am besten Wasser oder Kräutertee. Die Trinkmenge soll zwei bis drei Liter pro Tag betragen, damit der Körper die Schadstoffe ausschwemmen kann.

Meist verschwinden solche Erstverschlimmerungen, wenn sie überhaupt auftreten, schnell wieder.

Und nochmals: Sie können absolut sicher sein, der Heilenergie-Strahler gibt keinerlei radioaktive oder sonstwie gesundheitsschädliche Strahlungen ab. Er löst eben nur alte Energieblockaden auf. Und dabei kommt es manchmal zu Ausschwemmungen von eingelagerten Krankheitsstoffen und Schlacken. Sie sammeln sich nämlich besonders reichlich an energetisch schlecht versorgten und deshalb kranken Bereichen des Körpers an.

Der Heilenergiestrahler hat außer seiner auf der Körperebene wirkenden Kraft zugleich eine die Psyche heilende Wirkungsweise. Der Psychoanalytiker Wilhelm Reich, ebenso sein Schüler Alexander Lowen, sie wußten, daß hinter jeder körperlichen Verspannung ein psychisches Problem steckt. Ähnlich wie auf dem Wege über gezielte Körpertherapie lassen sich diese Verspannungen auch mit Hilfe des Heilenergiestrahlers auflösen. Mit ihnen löst sich zugleich die psychische Blockade: Die Lebensenergie kann wieder frei fließen.

KAPITEL 13

Der Energiestrahler wirkt um so stärker, je mehr unser Leben mit den Gesetzen der Natur und des Kosmos in Einklang steht

Unser eigener Beitrag zu einem gesunden und langen Leben

Nach der alten überlieferten Auffassung der Chinesen kommt jeder Mensch mit einem bestimmten Vorrat an Lebensenergie auf die Welt. Er stirbt, wenn dieser Vorrat erschöpft ist.

Die moderne westliche Wissenschaft nimmt an, daß unsere Lebensdauer in unseren Genen vorprogrammiert ist.

Im Ergebnis liegen beide Meinungen so weit nicht auseinander. Dennoch bleibt da eine Menge Spielraum, wie wir mit unserem Vorrat an Lebensenergie umgehen: Leben wir nicht in Einklang zwischen Yin- und Yang-Energie, etwa weil wir uns über weite Strecken unseres Lebens zuviel Yang-Stress aussetzen, uns zu wenig bewegen oder uns ungünstig ernähren, so sorgen wir für ein vorzeitiges Aufbrauchen unseres Vorrates an Lebensenergie. Führen wir dagegen ein Leben in Harmonie mit den Kräften der Natur und des Kosmos, indem wir für einen Zustand der Ausgewogenheit auf der körperlichen, psychischen und geistigen Ebene sorgen, so verschleißt unsere Lebensenergie weit weniger: Unsere Chancen auf ein langes und bis ins hohe Alter gesundes Leben erhöhen sich beträchtlich.

Unser Organismus bemüht sich von sich aus ständig, die Yin- und Yang-Balance in jedem einzelnen Organ aufrechtzuerhalten – und noch mehr: Er versucht, diese Kräfteharmonie dort wiederherzustellen, wo sie gestört ist.

Körperliche und seelische Belastungen, negatives Denken und

schlechte Ernährungsgewohnheiten, ungünstige Umwelteinflüsse stören diese Fähigkeit zur Selbstregulierung und Selbstheilung.

Ganz sicher steht uns mit dem Energiestrahler aus China eine ungewöhnlich wirksame Möglichkeit zur Verfügung, die fehlende Energiebalance in unserem Organismus wiederherzustellen. Dennoch: Wenn wir dauerhaft gegen die wichtigsten Lebensgrundsätze verstoßen, wird er allein uns auch nicht retten können. Denn die Energie, die er uns schafft, wird wie bei einem Faß ohne Boden sofort wieder abfließen, wenn unsere Lebensführung nicht stimmt. Hierzu ein Beispiel: Ein Alkoholiker, der seinem Körper tagtäglich große Mengen konzentrierten Alkohols zumutet, kann nicht erwarten, daß der Zi Zhu Strahler seine angegriffene Leber heilt, solange er selbst seine Suchtgewohnheit nicht aufgibt.

Die alten chinesischen Heiler wußten um die Notwendigkeit, Harmonie im gesamten Lebensfeld herzustellen. Deshalb strebten sie immer Heilung auf mehreren Ebenen an: Ihre herausragende Kräuterheilkunde verknüpften sie mit einer Ernährung nach bestimmten Grundelementen. Zusammen mit Akupunktur, Moxa-Therapie, Bewegungsübungen und Meditation ergab sich so das unschätzbare Fundament der traditionellen chinesischen Medizin (TCM), die inzwischen auch in den Krankenhäusern des Westens ihren Einzug hält.*

Ist das Energiegleichgewicht im Organismus über längere Zeit gestört, so führt das schließlich zu Symptomen wie: Müdigkeit, Kälteempfindlichkeit, Hitzegefühlen, Nervosität, Schlaflosigkeit, Übergewicht. Diese und viele andere Beschwerden, von der Schulmedizin meist als vegetative Dystonie bezeichnet, sind eindeutige Hinweise des Körpers auf das Bestehen einer Unausgewogenheit zwischen Yin und Yang in einem oder mehreren Organen.

Ein **Yang-Mangel** zeigt sich dabei meist an kalten Händen, kalten Füßen, Müdigkeit bis hin zu starker Erschöpfung, Konzentrationsschwäche und ähnlichen Symptomen.

---

*Eins der bekanntesten Beispiele ist die TCM-Klinik in Kötzting im Bayerischen Wald. Bei ihrem Gründer handelt es sich nicht um einen Mediziner, sondern um einen ehemaligen Patienten, dem die traditionelle chinesische Medizin selbst auf überzeugende Weise geholfen hat.

Auf einen **Yang-Überschuß** deuten Zeichen wie eine rote Gesichtsfarbe, Hitzeempfindungen, Hyperaktivität, Schlafstörungen und schließlich Erkrankungen wie Gallenblasenentzündung, Herzinfarkt und Hirnschlag hin.

Einen **Mangel an Yin** erkennt man an sogenannter Blutarmut, Säftemangel oder Substanzmangel. Er beginnt mit Lichtempfindlichkeit der Augen und übermäßiger emotionaler Empfindsamkeit. Dieser Prozeß kann sich bis hin zur Knochenentkalkung steigern.

Ein **Yin-Überschuß** liegt vor, wenn sich Arme und Beine schwer anfühlen, der Kopf helmdruckartig schmerzt, Wasseransammlungen und Übergewicht auftreten.

Vielleicht können Sie schon anhand dieser Kurzbeschreibung erkennen, in welche Richtung hin Ihr Körper reagiert. Ein genaueres Bild, auch im Hinblick auf die für Sie ungünstige bzw. günstige Ernährungsweise, gibt Ihnen der folgende kleine Test.

TEST

Und so können Sie testen, ob Sie ein Yang- oder ein Yin-Typ sind: Die günstigste Ernährung für jeden Typ

Kreuzen Sie einfach die Antworten an, die für Sie zutreffen. Aller Wahrscheinlichkeit nach gehören Sie zu dem Typ, bei dem Sie die meisten Antworten angekreuzt haben.

Ist die Zahl Ihrer unter Yin und Yang angekreuzten Antworten ungefähr gleich, so sind Sie ein Mischtyp. Für diesen Fall finden Sie hier Möglichkeiten dargestellt, wie Sie diejenige Ernährungsweise herausfinden können, welche für Sie persönlich am günstigsten ist.

YANG-TYP

○ Ich fühle mich oft heiß in meinem Körper.

○ Meine Gesichtsfarbe ist rötlich.

○ Meine Stimme ist laut.

○ Ich habe viel Durst.

○ Am liebsten trinke ich kalte Getränke.

○ Ich habe oft Heißhunger.

○ Ich bin ein dynamischer Mensch.

○ Ich arbeite gern und viel.

Mögliche Beschwerden und Krankheiten sind bei mir:

○ hoher Blutdruck

○ Zahnfleischbluten

○ Gallenblasenentzündung

○ Ischiasbeschwerden

○ nächtliches Aufwachen.

YIN-TYP

○ Ich leide öfter unter Müdigkeit.

○ Ich leide manchmal unter Konzentrationsmangel.

○ Meine Gesichtsfarbe ist blass.

○ Ich habe öfter kalte Hände und/oder kalte Füße.

○ Ich habe wenig Durst.

○ Ich trinke gern heiße Getränke.

○ Ich habe öfter Heißhunger auf Süßes.

Mögliche Beschwerden und Krankheiten sind bei mir:

○ Zu niedriger Blutdruck

○ Völlegefühl und Blähungen nach dem Essen

○ Anfälligkeit für Erkältungskrankheiten

○ Übergewicht, Bindegewebsschwäche

○ Menstruationsbeschwerden

○ Neigung zu Wasseransammlungen im Gewebe (Ödeme).

Wenn Sie auf Grund Ihrer überwiegend unter YANG angekreuzten Antworten feststellen, daß Sie einen **YANG-Überschuß** haben, dann gelten für Sie folgende Ernährungsempfehlungen:

Vermeiden Sie folgende Nahrungsmittel:

- Kaffee, Rotwein, hochprozentigen Alkohol,
- salzige Speisen,
- scharfe Gewürze,
- Knoblauch, rohe Zwiebeln, Lauch, Meerrettich,
- Lamm- und Schweinefleisch,
- scharf gebratene Speisen,
- alles Geräucherte.

Empfehlenswerte Nahrungsmittel:

- frisches Obst,
- Salat, Sprossen, Weizengras, Rettich,
- gedünstete Gemüse: Chinakohl, Auberginen, Mangold, Spinat, Sellerie, Spargel, Zucchini, Kohlrabi, Champignons, Tomaten,
- kleine Mengen: Joghurt, Kefir, Dickmilch,
- Getreide: Weizen, Dinkel, Vollkornreis.

Empfohlene Getränke:

- Wasser, Früchtetee, Fruchtsäfte, Weizenbier.

Empfohlene Süßigkeiten:

- Studentenfutter, honiggesüßte Plätzchen.

Falls Sie die meisten Antworten unter dem **YIN-Typ** angekreuzt haben, gelten für Sie folgende Ernährungsempfehlungen:

Vermeiden Sie folgende Nahrungsmittel:

- Südfrüchte,
- Milchprodukte,
- Fabrikzucker und zuckerhaltige Getränke und Speisen,
- Rohkost,
- eisgekühlte Getränke,
- Weißwein, Früchtetee, Pfefferminztee, Schwarzen Tee.

Empfehlenswerte Nahrungsmittel:

- Rindfleisch- und Hühnersuppe,
- kleine Mengen Fleisch: Rind, Kalb, Lamm und Wild,
- alle Fischsorten,
- Gemüseeintopf,
- Gemüse: Karotten, Kürbis, Fenchel, Rotkohl, Weißkohl, Wirsing, Lauch, Bohnen, Zwiebel, Knoblauch, Meerrettich, Mais,
- Getreide: Hirse, Buchweizen, Grünkern, Polenta, geröstete Haferflocken,
- Hülsenfrüchte,
- kleine Mengen scharfer Gewürze.

Empfohlene Getränke:

- Fencheltee, Yogitee, Glühwein, heißer Reiswein (Sake), roter Traubensaft.

Empfohlene Süßigkeiten:

• Studentenfutter, Früchteriegel, Kompott, Trockenfrüchte.*

Hat der Test bei Ihnen keine eindeutige Zuordnung zum Yin- oder Yangtyp ergeben, so bedeutet das: Einige Organe neigen bei Ihnen zu Hitze, andere zu Kälte. Es empfiehlt sich dann, die Ernährungsempfehlungen für beide Typen miteinander so zu kombinieren, wie sie nach Ihrem Empfinden geeignet sein könnten.

Spüren Sie einfach in sich hinein! Nehmen Sie bewußt wahr, welche Empfindungen bei dem Genuß einer Speise auftreten. Ihre persönliche Erfahrung ist der wichtigste Maßstab dafür, ob Ihnen diese Speise wirklich guttut oder nicht.

Probieren Sie einfach selbst aus: Trinken Sie zum Frühstück ein Glas Orangensaft und essen Sie lediglich frisches Obst! Wie fühlen Sie sich nach diesem Frühstück? – Obst und vor allem Südfrüchte wirken auf den Organismus abkühlend. Wenn Sie also frieren und sich am liebsten gleich wieder in Ihr Bett zurückziehen möchten, so ist das ein Zeichen für das energetische Defizit, das dieses Frühstück bei Ihnen bewirkt. Ihre Reaktion weist auf einen Yin-Überhang hin.

Fühlen Sie sich nach diesem Frühstück dagegen erst richtig wohl, erfrischt und voll Tatendrang, so neigen Sie wahrscheinlich zu einer heißen Konstitution, zu einem Yang-Überhang. Das abkühlende Obst war dann genau das Richtige für Sie.

Bewegung

Unser ganzer Körper ist auf Bewegung hin angelegt. Jeder gesunde Mensch, der sich einige Wochen lang ins Bett legt, wird krank. Seine Muskeln verkümmern und sein Stoffwechsel gerät in Unordnung. Trotzdem verhalten wir uns heute vielfach so, als wäre Bewegung etwas, das wir möglichst vermeiden sollten.

---

*Temelie 1996

Auf welche Weise genau Bewegung unseren Körper so positiv beeinflußt, ist im Westen immer noch Gegenstand wissenschaftlicher Untersuchungen. Daß Bewegung eine günstige Wirkung bei zu hohem Blutdruck hat, ließ sich in einer Versuchsreihe mit 23 Männern zeigen, die unter Bluthochdruck litten. Sie durchliefen ein leichtes Übungsprogramm mit 20 Minuten Gymnastik und 30-35 Minuten Lauftraining je zweimal pro Woche. Der Blutdruck ging bei ihnen um durchschnittlich acht Prozent zurück.* Eine andere Untersuchung in Amerika stützte sich auf 656 Männer mit Bluthochdruck. Ihnen mutete man ein vergleichsweise härteres Trainingsprogramm zu und erreichte einen durchschnittlichen Rückgang des Blutdrucks um 15 Prozent.**

Grundsätzlich eignet sich jede Art der Bewegung, um mehr Gesundheit zu erreichen: Joggen, Schwimmen, Radfahren, Spazierengehen, Wandern, Handball- und Basketballspielen, Springen auf dem Trampolin – alles, woran Sie Freude haben. Freude ist das Entscheidende. Eine lästige Pflichtübung wird auf die Dauer keinen hohen gesundheitlichen Wert für uns entfalten können. Und die Gefahr ist größer, daß wir sie nicht über längere Zeit durchhalten.

Als besonders wirksam und verhältnismäßig einfach zu erlernen haben sich die chinesischen Qi Gong-Übungen erwiesen. Sie werden auch Hui Chun Gong genannt. Das bedeutet: Übung zur Rückkehr des Frühlings. Gemeint ist damit die frühlingshafte Frische der Jugend. Hierzu gibt es ein gutes Anleitungsbuch, das im allgemeinen genügt, um diese Übungen zu erlernen.***

Sehr viele Chinesen praktizieren solche Übungen selbst, weil sie wissen, wie sehr sich auf diese Weise die Lebensenergie Chi zum Strömen anregen läßt. In ihren Arbeitspausen sieht man sie in den Parks der chinesischen Städte. Sie führen sich neue Energie zu – gerade für Menschen, die eine sitzende Bürotätigkeit ausüben, ist das ein hervorragender Ausgleich, den auch die meisten Menschen im Westen dringend brauchten.

---

*Boyer/Katsch 1970
**Hellerstein 1966, Kime 1995
***Hackl 1991

Denken

Wir sind das, was wir den ganzen Tag lang denken. Unsere Gedanken gestalten unsere Welt. Jeder Gedanke verändert unsere Wirklichkeit. Geben wir ärgerlichen Gedanken, Wut, Haß in unserem Leben Raum, so erlauben wir ihnen, mit ihren schädlichen Energien unser Leben zu bestimmen. Sie machen uns krank.

Selbstverständlich ist es keine Lösung, negative Gedanken und Gefühle zu verdrängen. Aber es ist möglich, sie einfach zur Kenntnis zu nehmen und dann wieder loszulassen, damit sie unser Leben nicht unnötig stark beherrschen.

Denken wir anerkennend, liebevoll annehmend gegenüber uns selbst und den Menschen in unserer Umgebung, so materialisieren sich diese Gedanken. Sie erfüllen unser Leben. Senden wir Haß aus, so kehrt Haß zu uns zurück. Senden wir Liebe aus, empfangen wir Liebe.

Menschen, die ihre Probleme – und wer hätte die nicht! – heiter und gelassen angehen, werden immer die besseren Lösungen finden und dabei gesünder bleiben.

Das Wort Angst kommt von „Enge". Und in der Tat: Angst macht uns eng. Wir verkrampfen uns, vergeuden Energie und werden krank.

Das Loslassen von Ärger und von negativen Gedanken läßt sich am besten erlernen, wenn wir unser Bewußtsein systematisch trainieren. Fällt es uns selbst in der konkreten Situation auf, daß wir wieder einmal negativ gedacht haben, so ist der erste und wichtigste Schritt zur Überwindung des negativen Denkens schon getan. Wir können uns dann darauf konzentrieren, Ärger, Wut, Haß loszulassen und aus uns abfließen zu lassen.

Meditative Methoden helfen dabei sehr gut. In der Meditation können wir uns das Abfließen aller negativen Gedanken und Gefühle konkret bildhaft vorstellen. Ebensogut ist es möglich, sich bei Krankheiten den Verlauf des erwünschten Heilungserfolgs konkret in Bildern vorzustellen. In Amerika hat man sehr gute

Heilerfolge bei Krebskranken erzielt, die sich unter therapeutischer Anleitung tief entspannt vorstellten, ihre Abwehrzellen seien Haifische, die die kranken Krebszellen auffressen.

Heilung ist immer Selbstheilung. Wer regelmäßig meditiert, ist entspannter. Eine Vielzahl an Untersuchungen beweist das. Und wer entspannt ist, reagiert gelassener in jeder Situation. Er trifft seine Entscheidungen ohne Hektik und ist leistungsfähiger. Die Zukunft in einer immer hektischer sich um sich selbst drehenden Welt gehört dem Meditierenden.

Ob Sie eine meditative Entspannung über ein Bild, durch Worte (Mantras), Autogenes Training oder Atemübungen anstreben, ist ganz gleich. Alle Wege führen zum Ziel. Und es gibt heute genügend geeignete Bücher, Kurse und andere Angebote, die Ihnen helfen, die für Sie ganz persönlich am besten geeignete meditative Entspannungsmethode herauszufinden. Probieren Sie es!

KAPITEL 14

Heilungsbeispiele

HEILUNGSBEISPIEL: **Knochenentzündung am Kiefer, Infektionsneigung, Nackenverspannungen, Darmstörungen**

Frau D.K. aus K., von Beruf Rechtsanwältin, berichtet[*]:

„"... Die ‚Chinesische Wunderlampe' möchte ich nicht mehr missen!

Einige Symptome haben sich wesentlich, zumindest aber merklich gebessert.

Daß ich die Kieferostitis (Entzündung des Kieferknochens, Anmerkung des Autors) fast ohne Zahnschmerzen überstanden habe, war eine signifikante Erfahrung für mich. Darüber hinaus hat sich aber auch meine Infektionsneigung – gerade jetzt während der Grippeepidemie – merklich reduziert. Mit Nackenverspannungen habe ich so gut wie gar nicht mehr zu tun, was aber wohl auch an meiner regelmäßigen Massage liegen mag. Auffallend ist für mich aber die Beobachtung, daß sich möglicherweise meine Darmbefindlichkeiten bessern. Ob dies nur der ‚Placebo-Effekt' ist, werde ich selbstverständlich kritisch prüfen.

Erstaunlich ist, daß sich zwischenzeitlich auch meine Familie von der Lampe beeindrucken läßt. So habe ich vor kurzem meinen Freund dazu bewegen können, die Lampe doch einmal wegen seiner vereinzelten Neurodermitis-Stellen auszuprobieren. Dem typisch männlichen Knurren (‚Du spinnst!') ist mittlerweile an den Wochenenden ein gewisser Wettlauf gewichen, wer die Lampe zuerst bekommt ..."

---

[*] Namen und Anschriften sind dem Autor bekannt.

HEILUNGSBEISPIEL: **Chronische Neurodermitis**

Herr Dr. G.F. aus S. schreibt:

„Sehr geehrter Herr Strohecker,
vor zwei Monaten lieferten Sie uns eine Lampe, die nach Ihren Ausführungen für die Behebung zahlreicher gesundheitlicher Probleme geeignet sein sollte. Dieses Produkt hat meine Gattin zwischenzeitlich ausgiebig erproben können – mit bemerkenswertem Erfolg.

Meine Frau leidet im Bereich der Handgelenke an einer chronischen Neurodermitis. Insbesondere im Frühjahr führt dies regelmäßig zu erheblichen Veränderungen der betroffenen Hautpartien, verbunden mit starkem Juckreiz.

Mit Hilfe der von Ihnen vertriebenen Lampe gelang es, die Beschwerden meiner Frau so weit zu lindern, daß Veränderungen der Haut optisch kaum noch wahrzunehmen sind und der Juckreiz weitgehend nachgelassen hat. Wir gehen davon aus, daß bei Fortsetzung der Behandlung die Beschwerden völlig verschwinden werden.

Wir nutzen diese Gelegenheit gern, um Ihnen für den Hinweis auf dieses Gerät zu danken und Ihnen zu wünschen, daß es noch vielen Menschen helfen möge ..."

HEILUNGSBEISPIEL: **Chronische Bronchitis**

Herr J. B. aus F. schreibt:

„... Wie Sie wissen, habe ich seit etwa zwei Monaten das Ankan-Energieheilgerät.

Fast ein Jahr lang hatte ich eine schlimme Bronchitis, so daß ich Tag und Nacht husten mußte.

Medikamente halfen kaum!

Nach den ersten Bestrahlungen mit dem Energieheilgerät konnte ich nachts schon durchschlafen. Nach weiteren Bestrahlungen mußte ich kaum noch husten. Ich werde die Bestrahlung fortsetzen und bin fest davon überzeugt, daß die Bronchitis in absehbarer Zeit ganz ausgeheilt ist ..."

HEILUNGSBEISPIEL: **Starke Schmerzen im Knie mit Schmerzstrahl vom Knöchel bis zur Bandscheibe, Schlafstörungen infolge der Schmerzen**

Herr L. aus T. berichtet in einer Art Protokoll über seine Krankheitssymptome und über den Verlauf der Behandlung mit dem Energiestrahler:

„Beschwerden im rechten Knie außen mit Schmerzstrahl vom Knöchel bis zur Bandscheibe. Keine Belastung (auch nur Spaziergang) mehr möglich. Schlafstörungen wegen starker Schmerzen in allen oben genannten Bereichen.

1. Behandlungstag: Schmerzpunkt Knie, A-Punkt (22) und Bandscheibe je 15 Minuten.
Ergebnis: dumpfes Schmerzgefühl nimmt merklich ab, Schmerz im Knie bei Belastung noch da.

2. bis 6. Behandlungstag: gleiche Behandlung von je 15 Minuten Dauer.
Ergebnis: Nach der 6. Behandlung ist eine Belastung von 30 Minuten schmerzfrei möglich. Danach treten die oben angegebenen Beschwerden wieder auf. Nach kurzer Pause ist nur noch ein leichter Schmerz spürbar, der jedoch nach der abendlichen Behandlung verschwindet.

Während der dreitägigen Behandlungspause hatte ich das Gefühl, weitermachen zu können. Eine Verschlechterung trat nicht ein.

Der folgende Behandlungsblock von weiteren sechs Tagen wurde auf 20 Minuten pro Punkt verlängert und wie oben durchgeführt.

Nach der zweiten Ruhephase und im Anfang der dritten Behandlung möchte ich, was meine Person betrifft, folgendes sagen:

Durch die Behandlung mit diesem Energieheilgerät sind meine Beschwerden so weit zurückgegangen, daß Belastungen von zwei bis drei Stunden bei Spaziergängen möglich sind.

Bei normalem Bewegungsablauf während des Tages bin ich total schmerzfrei und benötige keinerlei Hilfsmittel (Stützstrumpf, Salben usw.) mehr.

Ich hoffe, daß die Behandlung weiterhin so erfolgreich verläuft und würde mich freuen, wenn auch in anderen Bereichen der Erfolg so sichtbar wird."

HEILUNGSBEISPIEL: **Über 15 Jahre hinweg wiederkehrende Beschwerden der Halswirbelsäule mit Ausstrahlung zum rechten Schulterblatt und der rechten Oberarmaußenseite**

Herr Dr. P. W. aus H., Arzt für Neurochirurgie und Leitender Arzt im Therapiezentrum K. in P. behandelte seine Ehefrau mit dem Energiestrahler. Er gibt folgenden Bericht über Diagnose und Behandlungsverlauf:

„Kurzer Bericht über die Anwendung des Ankan-Energiestrahlers NL-006 A

Meine Ehefrau, R.W.geb. A., geboren am 7.4. 1952, leidet seit der ersten Schwangerschaft 1980 unter rezidivierenden (ständig wiederkehrenden, Anmerkung des Autors) Halswirbelsäulen-Beschwerden mit einer Ausstrahlung zum rechten Schulterblatt und rechter Oberarmaußenseite. 1981 kam es im Rahmen einer beruflichen Tätigkeit in einem Krankenhaus mit einer nahezu ausschließlichen Tätigkeit an Schreibmaschine und Computer zu einer lange anhaltenden Schmerzsymptomatik mit einer Schmerzausstrahlung in den rechten Arm. Im Rahmen der damaligen Therapie erfolgte sogar eine BG-ärztliche (BG = Berufsgenossenschaft, Anmerkung des Autors) Untersuchung mit der Diagnose degenerativer Veränderungen der HWS (Halswirbelsäule, Anmerkung des Autors).

Im Laufe der Jahre entwickelte sich ein unterschiedlich ausgeprägtes Schmerzbild, das meine Frau weitgehend verdrängte, nicht klagte. Gelegentliche Antiphlogistikaeinnahme (entzündungshemmende Mittel, Anmerkung des Autors), gelegentlich Krankengymnastik, gelegentlich familienintern Massage der Halswirbelsäule bzw. leichte manuelle Extension (Dehnung der Halswirbelsäule mit den Händen, Anmerkung des Autors).

Neurologischer Befund:

Keine Störungen der Hirnnerven, keine Störungen der langen Bahnen, MER an Armen und Beinen seitengleich bis auf einen ASR-Verlust re. und eine Hypästhesie (verminderte Empfindlichkeit bei Berührung, Anmerkung des Autors) im Dermatom (Bezeichnung für den von einem Rückenmarksnerven versorgten Hautbereich, Anmerkung des Autors) S1 und S2 re. nach Operation eines Bandscheibenmassenvorfalls LWK 5/SWK 1 am 13.10.1986. Keine Paresen (Erschlaffungen, Lähmungen, Anmerkung des Autors). HWS (Halswirbelsäule, Anmerkung des Autors) in den endgradigen Bewegungen in allen Ebenen schmerzhaft eingeschränkt, kein segmentaler Druckschmerz, keine radikuläre (von den Nervenwurzeln ausgehend, Anmerkung des Autors) Schmerzprovokation.

Am 29.9.1995 begann ich bei meiner Frau mit einer Bestrahlung mit der Ankan-Lampe der HWS an den Punkten 13 und 6 und an beiden Händen an dem Punkt 19. Diese Behandlung führten wir sieben Tage regelmäßig abends in Ruhe durch. Behandlungsdauer an den beiden Punkten der HWS jeweils 30 Minuten, an den beiden Händen jeweils 10 Minuten. Während der Bestrahlung wurde von meiner Frau ein angenehmes Wärmegefühl und eine allgemeine Entspannung im Körper geschildert. Während des ersten siebentägigen Behandlungszyklus wurde aber keine signifikante Schmerzveränderung von meiner sehr skeptisch eingestellten Frau geschildert.

In gleicher Weise führten wir nach einer dreitägigen Behandlungspause die Bestrahlungsserie für weitere sieben Tage durch. Während dieser sieben Tage wurde von meiner Frau eine Schmerzminderung, sehr skeptisch, mißtrauisch, berichtet.

Wir machten erneut eine dreitägige Pause mit nachfolgender siebentägiger Bestrahlung der HWS und der Hände.

Seit dieser Zeit ist meine Frau bis zum heutigen Tag schmerzfrei und beginnt im Freundeskreise bei Wirbelsäulenschmerzen unsere Lampe zu empfehlen und, wie sie mir sagte, zu verleihen.

Die Halswirbelsäule ist zur Zeit bis zur endgradigen Bewegung schmerzfrei, deutliche lockere paravertebrale (neben der Wirbelsäule gelegene, Anmerkung des Autors) Muskulatur."

HEILUNGSBEISPIEL: **offenes Bein**

Frau B., 70 Jahre alt, litt rund 40 Jahre lang unter einem offenen Bein. Keiner der vielen Ärzte, die sie während dieser Zeit aufsuchte, hatte ihr helfen können. Auch allerlei Naturheilmethoden, die sie probierte, brachten keinen Erfolg. Da sie zunehmend hilfloser wurde, brauchte sie in letzter Zeit eine Pflegerin.

Durch eine Nachbarin, die sie manchmal besuchte, erfuhr sie von der Wunderlampe aus China. Sie lieh sich zunächst die Lampe ihrer Nachbarin. Nach wenigen Bestrahlungen spürte sie, daß ihr Bein zu heilen anfing. Daraufhin kaufte sie sich selbst einen Energiestrahler. Die Anwendungen dauerten etwa fünf bis sechs Monate. Dann war ihr Bein vollständig geheilt. Ihr Sohn entließ die Pflegerin. Frau B. war jetzt wieder selbst imstande, sich zu versorgen.

HEILUNGSBEISPIEL: **Chronische Kieferentzündung, Bluthochdruck**

Herr D. G. aus K. litt seit 15 Jahren unter einer Entzündung des Kieferknochens, die allen Behandlungen mit Antibiotika widerstand. Diese Erkrankung beeinträchtigte ihn sehr. Er wurde depressiv, saß nur noch tatenlos zu Hause herum und weinte viel. Durch eine Bekannte hörte er von der Chinalampe. Er lieh sich das Gerät bei ihr aus und spürte schon nach einigen Bestrahlungen ein Nachlassen seiner Schmerzen. Daraufhin bestellte er sich selbst eine Lampe. Nach einigen Monaten arbeitete er wieder in seinem Garten, er lachte wieder und fuhr mit seiner Frau in Urlaub. Ihm ging es deutlich besser. Nebenbei stellte sich heraus, daß seine ständig überhöhten Blutdruckwerte sich normalisierten. Nach ungefähr einem Jahr hatte er kaum noch nennenswerte Beschwerden.

HEILUNGSBEISPIEL: **Chronische Rückenschmerzen**

Frau D.O., 61 Jahre alt, litt seit 16 Jahren ständig unter Rückenschmerzen. Ihr Hausarzt hatte ihr immer wieder Spritzen gegeben, doch ohne Erfolg. Auch Massagen und chiropraktische Therapieversuche hatten keine nennenswerte Besserung gebracht. Dann erfuhr sie „durch Zufall" von der „chinesischen Wunderlampe". Nach etwa vier Monaten Bestrahlung war sie von ihren Schmerzen endgültig befreit.

HEILUNGSBEISPIEL: **Mykose (Pilzerkrankung) an den Fingernägeln**

Frau C.F. litt seit Jahren an einer Nagelpilzerkrankung. Ihre Fingernägel waren stark vom Pilz zerfressen. Die von ihrem Hausarzt verordneten Medikamente brachten keinerlei Erfolg. Seit sie die „chinesische Wunderlampe" benutzte, wuchsen die Nägel gesund nach. Dauer der Behandlung: sieben Monate.

HEILUNGSBEISPIEL: **Schuppenbildung auf der Kopfhaut**

Frau Y.U., 85 Jahre alt, litt unter sehr starker Schuppenbildung auf der Kopfhaut. Die Mittel, die ihr der Hautarzt verschrieb, brachten keine Hilfe. Auf Empfehlung ihrer Angehörigen setzte sie dann den Heilenergiestrahler ein. Fünf Bestrahlungseinheiten hielt sie durch. Die Schuppenbildung ließ deutlich nach. Dann brach sie die Behandlung mit der Lampe ab und nahm wieder Medikamente ein. Daraufhin begann auch ihre Kopfhaut wieder stärker abzuschuppen.

Heilungsbeispiel: **Schuppenflechte (Psoriasis)**

Herr C. G. litt seit vielen Jahren unter Schuppenflechte am Bein. Am rechten Knie hatte er eine Stelle in der Größe eines Fünfmarkstücks. Er litt immer wieder unter Knieschmerzen. Die Ärzte konnten ihm nicht helfen. Nachdem er einige Monate lang den Heilenergiestrahler einsetzte, ließen die Schmerzen nach. Die Stelle am Knie heilte ab. Man sieht heute nur noch eine leichte Hautverfärbung dort, wo er Schuppenflechte hatte. Inzwischen kann Herr G. wieder Handball spielen.

Heilungsbeispiel: **Schlaganfall**

Herr K., 58 Jahre alt, erlitt beim Feiern auf einer Party einen Schlaganfall. Der Notarzt kam sehr spät, erst nach einigen Stunden. Schon im Krankenhaus benutzte Herr K. die Chinalampe. Nach zwei Wochen konnte er entlassen werden. Freunden, die ihn besuchen wollten, kam er zu Hause an der Tür entgegen. Er konnte sich völlig normal bewegen und hatte keinerlei Lähmungserscheinungen.

Heilungsbeispiel: **Fisteln in der Achselhöhle**

Herr P. leidet seit Jahren unter Fisteln in der Achselhöhle. Seit etwa fünf Monaten benutzt er den Heilenergiestrahler. Die Fisteln bilden sich deutlich zurück. Sie sind aber noch nicht ganz abgeklungen. Wahrscheinlich wird die Behandlung noch weiter fortgeführt werden müssen.

Heilungsbeispiel: **Tiefe Schnittwunde am Finger**

Frau W. erlitt beim Brotschneiden eine tiefe Schnittwunde am Finger, die eigentlich im Krankenhaus hätte genäht oder geklammert werden müssen. Doch Frau W. wollte nicht ins Krankenhaus. Sie bestrahlte die Wunde mit der chinesischen Wunderlampe. Nach einer Woche war die Wunde vollständig verheilt. Man sah fast keine Narbe. Der Heilungsprozeß war ungewöhnlich schnell und glatt verlaufen.

Heilungsbeispiel: **Arthrose in der rechten Hand und im Knie**

Frau S. leidet seit vielen Jahren unter Arthrose in der rechten Hand und im Knie. Die Ärzte konnten ihr nicht helfen. Sie sagten ihr, das seien Verschleißerscheinungen, mit denen sie sich in ihrem Alter von 60 Jahren abfinden müsse.

Seit fünf Monaten benutzt Frau S. regelmäßig die Chinalampe. Inzwischen kann sie wieder Fahrrad fahren und kochen.

Heilungsbeispiel: **Schlafstörungen, Angina pectoris Anfälle**

Frau K.S. aus W. schreibt:

„Nachdem ich nun die Energielampe einige Wochen ausprobieren konnte, kann ich Ihnen mitteilen, daß ich sehr zufrieden mit der Wirkung bin. Ich wendete die drei ‚Übungen' an, die Sie mir nannten und bin damit gut gefahren. Dann setzte ich bewußt sehr lange aus und konnte dann irgendwann feststellen, daß mein

Energiepegel wieder fiel – ich spürte es deutlich. Das war ein absichtlicher Versuch und er war klar.

Meine Mutter, 82 Jahre, behandelte ich auf Schlafstörungen. Gleich im ersten Durchgang konnte sie nach zwei bis drei Mal mehr Nachtruhe finden. Und das Schönste dabei ist, daß sich die Angina pectoris-Anfälle drastisch verringerten. Dieser Erfolg und die umständlichen Terminabsprachen für die Bestrahlungen bei mir in der Wohnung konnten sie ganz schnell dazu bringen, selbst eine Lampe zu bestellen.

Sie sehen, Herr Strohecker, ich bin zufrieden.

Nun beschäftigen mich aber noch einige Fragen ..."

HEILUNGSBEISPIEL: **Bluthochdruck, Herzrhythmusstörungen, Schlafstörungen, schwere Angstzustände**

Frau J. aus H. schreibt:

„... möchte ich Ihnen heute Bericht erstatten, wie es mir bisher mit der ‚Wunderlampe' erging und Sie zugleich um Antwort bitten, wenn Sie einen Rat haben, wie ich es in der Anwendung vielleicht besser machen könnte.

Ich habe nun genau fünf Dekaden hinter mir und denke, daß mir die Lampe schon recht gut getan hat. Für die sehr gute und ausführliche Gebrauchsanweisung möchte ich Dank sagen. Sie haben diese Aufgabe bestens gelöst.

Und nun darf ich sagen, wo meine Beschwernisse zu finden sind, und wie ich versuche, dagegen anzugehen, denn nur dann darf ich erwarten, daß Sie vielleicht Verbesserungsvorschläge haben. Natürlich erwarte ich nicht, daß jahrelange, behandlungsresistente Leiden in so kurzer Zeit verschwinden, besonders dann nicht, wenn sie psychisch bedingt sind. So habe ich seit vielen Jahren aufregungsbedingte Hypertonie, Herzrhythmusstörungen, Schlafstörungen und schwere Angstzustände, die wiederum den Blutdruck sehr ungünstig beeinflussen. Daher dachte ich, vordringlich die Angstzustände (Nerven) behandeln, was wohl dem Blutdruck hilft und der Depression. Ich habe also bisher wie folgt behandelt: von 17.00 – 18.00 Uhr = 15 Minuten Punkt 2, 25 Minuten Punkt 7 und je fünf Minuten Punkt 11 und 12. Vor dem Schlafengehen noch je zehn Minuten Punkt 10, zusammen also 80 Minuten.

Die Bestrahlung hat, wie Sie sagten, eine wunderbar beruhigende Wirkung, so daß ich denke, dann wirkt sie auch den Beschwerden entgegen. Ich bin deutlich ruhiger geworden und die Panikzustände sind nicht wieder aufgetreten, allerdings meide ich Situationen, in denen ich in Panik gerate (z.B. Arztbesuche). Mein Blutdruck ist von etwa 170 : 95 (bei Angst 240 : 160) heruntergegangen auf im Schnitt 160 : 78 (80)– wie gesagt, nach genau fünf Dekaden. –

Nun weiß ich nicht, soll ich bis zehn Dekaden so weitermachen (ich bin 70 Jahre alt) oder kann ich mich dem nächsten Leiden, nämlich Hüft- und leichten Gehbeschwerden zuwenden, die mir zur Zeit ziemlich zu schaffen machen? Ich habe eine Hüftarthrose beiderseits und Kreuzschmerzen, besonders beim Gehen.

Welches Programm schlagen Sie vor?? Ich denke an 3, 8, 9 und beiderseits 16? Vor dem Schlafengehen würde ich gern noch 10 dazu nehmen, wegen der Hypertonie und der Schlafverbesserung. –

Arthrosen sind auf Ihrer Liste nicht ausdrücklich vermerkt, aber ich denke, sie ‚steckt' in den genannten Punkten mit drin. Gelegentliches Bestrahlen des Halswirbelbereiches hat sehr wohl getan, wenn ein etwas lädierter 7. Halswirbel einen Nerv reizt und heftige Schmerzen verursacht.

Ich möchte mich im voraus für Ihre Mühe bedanken und hoffe, Sie nicht überfordert zu haben.

Ich wünsche Ihnen weiterhin viel Glück und Erfolg und viele zufriedene Patienten ..."

HEILUNGSBERICHT: **Schlaganfall**

Herr A., 78 Jahre alt, hatte einen Schlaganfall erlitten. Sein körperlicher Zustand war danach sehr schlecht: Er hatte Wasser im Leib, von den Beinen aufwärts bis zum Bauch, konnte nur noch lallen, und der Speichel lief ihm aus dem Mund.

Nach konsequenter Bestrahlung mit der Energielampe besserte sich sein Zustand nach einigen Monaten deutlich: Das Wasser verschwand, er konnte wieder sprechen und gehen, hatte seinen Körper unter Kontrolle und nebenbei stellte sich heraus, daß auch sein Blutbild sich verbessert hatte.

HEILUNGSBERICHT: **Schlaflosigkeit, Nackenschmerzen**

Frau L. litt seit 40 Jahren unter Schlaflosigkeit. Dieser Zustand dauert an seit der Geburt ihrer Tochter. Frau L. ist jetzt 63 Jahre alt. Sie klagt außerdem über Schmerzen im Nacken.

Den Energiestrahler benutzte sie zunächst etwa drei Wochen lang. Offenbar zeigte sich in dieser Zeit keine durchgreifende Besserung ihres Gesundheitszustands. Jedenfalls sollte die „Chinalampe" auf ihr Betreiben wieder abgeholt werden. Auf entschiedenes Zureden entschloß sie sich dann doch, die Lampe weiter zu benutzen. Inzwischen sind einige Monate vergangen. Frau L. schläft wieder nachts durch und ihre Nackenschmerzen sind nicht wieder aufgetreten.

HEILUNGSBERICHT: **Stirnhöhlenvereiterung**

Frau O., 40 Jahre alt, litt unter einer Stirnhöhlenvereiterung. Nach einer Bestrahlungsdauer von zweieinhalb Perioden mit dem Energiestrahler klangen ihre Beschwerden vollständig ab. Nebenbei verschwanden auch ihre Schmerzen im Knie, unter denen sie seit geraumer Zeit litt.

HEILUNGSBERICHT: **Grippe**

Frau K., ca. 50 bis 55 Jahre alt, litt unter einer Sommergrippe, die nicht abklingen wollte. Ihr körperlicher Zustand wurde immer schwächer. Frau K. ging von Arzt zu Arzt. Doch keiner konnte ihr helfen. Nach einer 14 Tage dauernden Anwendung des Heilenergiestrahlers war sie geheilt.

HEILUNGSBERICHT: **Ischias, Sehnenverkürzung an den Fingern**

Herr Z. litt seit Jahren unter Ischias. Außerdem waren mehrere Sehnen an seinen Fingern verkürzt. Die Finger standen krumm. Er benutzte die Chinalampe zwei Monate lang. Sein Ischias ist inzwischen verschwunden. Er kann seine Finger deutlich besser benutzen und spielt wieder Handball.

HEILUNGSBEISPIEL: **Schulterentzündung, Bluthochdruck**

Frau T. litt unter einer hartnäckigen Entzündung im Schulterbereich. Deswegen benutzte sie die Energieheillampe. Nach etwa vier Wochen klangen die Beschwerden in der Schulter ab. Ihr Bluthochdruck normalisierte sich „aus Versehen" gleich mit. Frau T. ist 53 Jahre alt. Sie hatte seit fünf Jahren ihre Periode nicht mehr gehabt. Nach der Behandlung mit dem Energiestrahler kam ihre Regelblutung wieder. Frau T. fühlte sich deutlich jünger und leistungsfähiger.

HEILUNGSBEISPIEL: **Ohrensausen**

Herr D., 72 Jahre alt, litt unter Ohrensausen. Nach dreimonatiger Bestrahlung mit dem Energiestrahler verschwand das Ohrensausen vollständig.

Heilungsbeispiel: **Bronchitis**

L. H., ein 11jähriger Junge, litt unter einer hartnäckigen Bronchitis, die trotz ärztlicher Behandlung nicht abklingen wollte. Sein Vater lieh sich die Lampe von einem Nachbarn und bestrahlte den Jungen 14 Tage lang damit. Danach war die Bronchitis vollständig abgeklungen.

Heilungsbeispiel: **Beginnende Blutvergiftung (Sepsis)**

Herr K. stach sich beim Ausnehmen eines Fisches an einer Fischgräte. Sein Finger schwoll bald darauf stark an. An seiner Hand zeigte sich der typische rote Faden, der eine beginnende Sepsis anzeigt. Da Herr K. im Besitz einer Chinalampe war, bestrahlte er seine Hand sofort damit. Schon am nächsten Morgen floß aus der Wunde viel Eiter ab. Am Abend war die Schwellung des Fingers bereits zurückgegangen.

Heilungsbeispiel: **Zahnvereiterung**

Frau V. hatte schon längere Zeit Zahnschmerzen gehabt. Der Zahnarzt stellte anhand von Röntgenaufnahmen fest, daß der Unterkiefer vereitert war. Der Zahn sollte gezogen werden. Frau V. lieh sich die Chinalampe von ihrer Nachbarin und bestrahlte sich damit. Nach drei Tagen klang ihre Kieferentzündung ab. Der Zahn konnte gerettet werden.

Heilungsbeispiel: **Zahnfleischentzündung**

Herr K. litt unter einer Entzündung des Zahnfleischs, die durch eine schadhafte Brücke verursacht wurde. Er setzte seinen Energiestrahler ein. Nach wenigen Tagen klang die Entzündung ab. Dann erst ging er zum Zahnarzt, um die Brücke reparieren zu lassen. Eine Behandlung mit Antibiotika blieb ihm so erspart.

HEILUNGSBEISPIEL: **Menstruationsbeschwerden**

Frau K., etwa 35 Jahre alt, litt seit ihrer Pubertät unter Schmerzen während ihrer Regel. Durch die Behandlung mit dem Heilenergiestrahler verloren sich diese Beschwerden vollständig. Auch litt sie während ihrer Regel nicht mehr unter einem zu hohen Blutverlust.

HEILUNGSBEISPIEL: **Migräne**

Frau T., 55 Jahre alt, hatte etwa jeden zweiten Tag heftige Migräneanfälle. Kein Arzt konnte ihr dauerhaft helfen. Durch die Einnahme vieler Schmerzmittel drohten ihr Nierenschäden und andere gesundheitliche Nachteile. Seit sie sich auf die Dauer von 1 1/2 Monaten mit dem Energiestrahler behandelte, hatte sie nur noch einmal Kopfschmerzen. Die weitere Entwicklung bleibt abzuwarten. Möglicherweise wird sie die Bestrahlung über einen noch längeren Zeitraum fortsetzen müssen.

HEILUNGSBEISPIEL: **Lähmung nach Schlaganfall**

Herr Z., 60 bis 70 Jahre alt, hatte einen Schlaganfall erlitten. Sein rechtes Bein und sein rechter Arm waren gefühllos geblieben. Nachdem ihn seine Frau drei Tage lang mit dem China-Energiestrahler behandelt hatte, konnte er seine Finger wieder bewegen. Nach vier Wochen Bestrahlung konnte er wieder aufstehen. Nach sechs Wochen lief er 400 Meter weit ohne Hilfe anderer Personen. Allerdings benutzte er einen Stock.

Die Lampe hatte er sich von einem Freund geliehen. Er selbst kaufte sich keine Lampe. Inzwischen erklärte er gegenüber Bekannten, er brauche Rollstuhl und Lampe jetzt nicht mehr.

HEILUNGSBEISPIEL: **Schlafstörungen, nächtliche Unruhe, Bluthochdruck**

Frau R., 59 Jahre alt, litt seit 30 Jahren unter Bluthochdruck. Seit etwa zwei bis drei Jahren schlief sie nachts zunehmend schlechter und litt unter Unruhegefühl manchmal auch tagsüber. Nach dreimonatiger Behandlung mit dem Energiestrahler schlief sie nachts wieder durch, fühlte sich ruhiger und ihre Blutdruckwerte sanken von 180/100 auf 160/90.

KAPITEL 15

So finden Sie die Bestrahlungsstellen für die einzelnen Krankheiten

Verzeichnis der Krankheiten von A bis Z

A
Afterbeschwerden (Juckreiz) 104
Asthma bronchiale 98

B
Bänderriß 115
Bänderzerrung 115
Bandscheibenvorfall 107
Bauchbeschwerden 128
Blasenentzündung 120
Blutdruck, unregelmäßig 88
Bluterguß 115
Bluthochdruck (Hypertonie) 86
Blutniedrigdruck (Hypotonie) 88
Bronchitis 98
Bruch (Knochen-) 115

C, D
Colitis (Dickdarmentzündung) 103
Darmprobleme bei Allergien 126
Dekubitus (offene Wunden vom langen Liegen) 120
Depressive Verstimmung 95
Diabetes
– insulinabhängig 96
– insulinunabhängig 96
Dickdarmentzündung (Colitis) 103
Dünndarmentzündung kurz vor dem Dickdarm (Morbus Crohn) 103
Durchfall 133

E
Ekzem 113
Energiearmut 82
Entzündung
– (Blasen-) 120
– (Dickdarm- / Colitis) 103
– (Dünndarm- kurz vor dem Dickdarm/Morbus Crohn) 103
– (Gehörgangs-) 117
– (Gelenk-) 136
– (Genitalien) 120
– (Krampfadern-) 119
– (Mittelohr-) 117
– (Nebenhöhlen-) 101
– (Schulter-) 106
– (Sehnen-) 115
– (Venen-/Phlebitis) 119
– (Zahnfleisch-) 109
Erfrierung 116
Erhalt der Gesundheit 82
Erkältung 101

G
Gallenbeschwerden 99
Ganglion (Überbein) 110

Gehörgangsentzündung 117
Gelenkentzündung 136
Gelenkprobleme 137
Genitalienentzündung 120
Gesichtslähmung 139
Gewebewassersucht
  (Ödeme) 91
Gliederschmerzen 135
Gürtelrose 113
H
Halswirbelbeschwerden 105
Hämorrhoiden 104
Hautallergien 126
Hautprobleme 113
Herpes 113
Herzkranzarterienverkalkung 92
Herzschlag unregelmäßig 92
Herzschlag zu schnell 92
Heuschnupfen 126
Hitzewallungen 128
Hörkraft (Schwächung) 117
Hüftverspannung 128
Husten 126
Hypertonus mit Arteriosklerose
  der Hirnarterien und/oder
  Kopfschmerz 86
Hypertonie (Bluthochdruck) 86
Hypotonie (Blutniedrig-
  druck) 88
Hypertonus, emotional 86
Hypertonus, labil 86
I
Impotenz 123
Interkostalnervenschmerz
  (Zwischenrippenschmerz) 108
Ischiasbeschwerden 107

K
Knochenbruch 115
Kopfschmerzen 102
Kraftlosigkeit 128
Krampfaderentzündung 119
Kreuzschmerz 128
L
Lähmung (Gesichts-) 139
Lähmung (Schüttel-, Parkin-
  son) 139
Leberbeschwerden 99
Lendenwirbelbeschwerden 128
M
Magenbeschwerden 100
Männerbeschwerden 123
Mattigkeit/Schwindel 128
Menstruationsschmerzen 120
Migräne 130
Mittelohrentzündung 117
Morbus Crohn (Dünndarment-
  zündung kurz vor dem Dick-
  darm) 103
Müdigkeit 82
Muskelkater 115
Muskelverspannung 115
Muskelzerrung 115
N
Narben 116
Nebenhöhlenentzündung 101
Nervenschwäche 95
Neurodermitis 113
O
Ödeme (Gewebewasser-
  sucht) 91
Offene Wunden (vom langen
  Liegen/Dekubitis) 120

Offenes Bein (bei Venenleiden /
 Unterschenkel ulcera) 119
Ohrenprobleme 117
Operationsnarbe 116
Osteoporose 82
Ohrensausen (Tinnitus) 117

P

Parkinson (Schüttellähmung) 139
Phlebitis (Venenentzündung) 119
Prellung 115
Prolaps ani (Heraustreten von Ge-
 weben/Organen am After) 104
Prostata 123

R

Regelblutungstörung 120
Rheumatismus 112
Rippenprellung 108
Rippenschmerz (Zwischen-/
 Interkostalnervenschmerz) 108
Rückenverspannung 128

S

Samenerguß, vorzeitig 123
Schilddrüsenüberfunktion 140
Schilddrüsenunterfunktion 140
Schlaflosigkeit 94
Schlaganfallfolgeerschein-
 ungen 89
Schulterentzündung 106
Schuppenflechte 113
Schüttellähmung (Parkinson) 139
Schwächung der Hörkraft 117
Schwindel/Mattigkeit 128
Schwinden der Lust 123
Sehnenentzündung
 (Tendinitis) 115

Sportverletzung 115
Steißnervenschmerz 107

T

Tendinitis (Sehnenentzün-
 dung) 115
Tennisarm 115
Tinnitus (Ohrensausen) 117
Tuberkulose der Lunge 99

U

Überbein (Ganglion) 110
Unpäßlichkeiten (Ursache ist das
 Nachlassen der inneren Funk-
 tionen) 85
Unterschenkel ulcera (Offenes
 Bein bei Venenleiden) 119

V

Venenentzündung (Phlebitis) 119
Verbrennung 116
Verletzungsnarbe 116
Verspannung
– (Muskel) 115
– (Rücken) 128
Verstauchung 115
Verstopfung 133
Vorzeitiger Samenerguß 123

W

Wadenkrampf 111
Wetterfühligkeit 135
Wirbelsäulenschmerz 107

Z

Zahnfleischentzündung 109
Zahnschmerz 109
Zerrung (Muskel) 115
Zwischenrippenschmerz (Inter-
 kostalnervenschmerz) 108

Literatur

Arndt, Ulrich: Chinas Wunderlampe, in: Esotera 12/1995, S. 58-61

Bischof, Marco: Biophotonen – Das Licht in unseren Zellen, Frankfurt am Main ^{6}1995

Bischof, Marco: Die mögliche Medizin der Zukunft, in: Esotera 12/1987, S. 20-24 und 98

Bischof, Marco: Heilen mit Licht, in: Esotera 6/1986, S. 18-25

Bordeaux Székely, Edmond: Das Evangelium der Essener, Gesamtausgabe Buch 1 bis 4, Südergellersen 1988

Boyer, J./Katsch, F.: Exercise Therapy in Hypertensive Men, JAMA 21: 10, 1970

Diamond, John: Der Körper lügt nicht, Freiburg i.B. 1983

Eisenberg, David/Wright, Thomas Lee: Chinesische Medizin, Begegnung mit Chi, Ein Erfahrungsbericht, München 1990

Hackl, Monnica: Hui Chun Gong, Die Verjüngungsübungen der chinesischen Kaiser, Ein praktisches Übungsbuch, München 1991

Harnisch, Günter: Die Dr. Schüßler-Mineraltherapie, Selbstheilung und Lebenskraft, Wie Sie Ihr richtiges Heilmittel selbst finden und anwenden, Bietigheim 1996

Hartmann Ernst: Yin – Yang: Über Konstitutionen und Reaktionstypen, Waldbrunn-Waldkatzenbach 1986

Hellerstein, H.K.: A Primary and Secondary Coronary Prevention Program, Springfield: Charles C. Thomas, 1966

Hollwich, Fritz: Der Einfluß des Lichtes auf den Stoffwechsel bei Mensch und Tier, in: Forum ökologisch Bauen (Hsg.): Arbeiten, Wohnen, Bauen – Einflüsse des Lichtes auf Leistungsfähigkeit und Wohlbefinden, Walsrode 1982, S. 16-28

Kime, Zane R.: Sonnenlicht und Gesundheit, Ritterhude ^{3}1995

Kinadeter, Harald: Heilung – Dimensionen einer neuen Medizin, München 1992

Lakhovsky, Georges: Das Geheimnis des Lebens, Kosmische Wellen und vitale Schwingungen, Wie Zellen miteinander reden, Mit einer Einführung von F.A. Popp, Essen 1981

Liberman, Jacob: Die heilende Kraft des Lichts, Der Einfluß des Lichts auf Psyche und Körper, Bern, München, Wien ^{2}1995

Lorber, Jakob: Die Heilkraft des Sonnenlichts, Bietigheim ^{5}1990

Lorber, Jakob: Himmelsgaben, Band 3, Bietigheim 1993

Popp, Fritz Albert: Biophotonen, Ein neuer Weg zur Lösung des Krebsproblems, Schriftenreihe Krebsgeschehen, Bd. 6, Heidelberg ^{2}1984

Popp, Fritz Albert: Die Botschaft der Nahrung, Unsere Lebensmittel in neuer Sicht, Frankfurt am Main 1993

Sharamon, Shalila / Baginski, Bodo J.: Das Chakra-Handbuch, Vom grundlegenden Verständnis zur praktischen Anwendung, Eine umfassende Anleitung zum Harmonisieren der Energiezentren durch Klänge, Farben, Edelsteine, Düfte, Atemtechniken, Naturerfahrungen, Reflexzonen und Meditationen, Aitrang ^{17}1992

Sheldrake, Rupert: Das Gedächtnis der Natur, Das Geheimnis der Entstehung der Formen in der Natur, München 1993

Sheldrake, Rupert: Die Theorie des morphogenetischen Feldes, München 1985

Sheldrake, Rupert: Die Wiedergeburt der Natur, Wissenschaftliche Grundlagen eines neuen Verständnisses der Lebendigkeit und Heiligkeit der Natur, Bern, München, Wien 1993

Sheldrake, Rupert: Sieben Experimente, die die Welt verändern könnten, Anstiftung zur Revolutionierung des wissenschaftlichen Denkens, Bern, München, Wien ^{4}1995

Stühmer, Rolf: Naturheilkunde, Der andere Weg zur Gesundheit, Bergisch Gladbach 1981

Stühmer, Rolf: Natürliche Heilkräfte, Bergisch Gladbach 1994

Temelie, Barbara: Die Ernährung nach den Elementen, in: Bio Sonderheft März 1996, S. 70-74

Weitere Informationen, Bezugsquellen ...

Der Heilenergiestrahler aus China kostet z.Zt. etwa 850 DM.

Sie können das Gerät unter folgender Anschrift bestellen:

Verlagsgemeinschaft Friedrich Zluhan OHG
Hindenburgstraße 5
D-74321 Bietigheim-Bissingen
Tel. 0 71 42 - 94 08 43, Fax. 0 71 42 - 94 08 44

oder

Arbeitskreis: gesund leben
Dr. Günter Harnisch
Dorfbauerschaft 18
D-48231 Warendorf-Einen
Tel. 0 25 84 - 15 56

Wenn Sie weitere Fragen haben,
der **Arbeitskreis: gesund leben** berät Sie.

Weitere Bücher von Dr. Günter Harnisch:

Die Dr. Schüßler-Mineraltherapie
160 Seiten, kartoniert, ISBN 3-7999-0240-6

In der modernen ganzheitlichen Medizin gewinnt das Verständnis der Spuren- oder Bioelemente immer größere Bedeutung. Die Dr. Schüßler-Mineraltherapie eignet sich für Laien und Selbsthilfegruppen wie für Berufsheiler in gleicher Weise, weil sie äußerst wirksam und zugleich einfach anzuwenden ist. Sie gibt dem Kranken ein Stück Selbstverantwortung für seine Gesundheit zurück, denn er kann anhand dieses Buches problemlos selbst das richtige Mineral für seine Heilung herausfinden.

Kombucha – geballte Heilkraft aus der Natur
160 Seite, kartoniert, ISBN 3-7999-0230-9

Der Kombucha-Teepilz ist ein seit zweitausend Jahren in Ostasien verwendetes Naturheilmittel, das heute bei uns wiederentdeckt und mit Erfolg bei zahlreichen Krankheiten heilend und revitalisierend eingesetzt wird. Dieses Buch beschreibt alles Wissenswerte über Kombucha, vor allem wie der Leser das Teepilzgetränk selbst herstellen kann. Es bietet außerdem wichtige Informationen über die Wirkungsweise des Teepilzes und über den spirituellen Hintergrund seiner ungewöhnlichen Heilwirkung.

Ursaft Urin
Unerschöpfliche Heilkraft aus der Apotheke Ihres eigenen Körpers

Dr. G. Harnisch / C. Williams, 120 Seiten, kartoniert, ISBN 3-7999-0241-4

Dieses Buch will helfen, die Heilkraft aus dem Lebenssaft wiederzuentdecken und zu nutzen. Es beschreibt alles Wissenswerte über diese leicht anzuwendende Naturheilmethode. Außerdem berichtet es eine Fülle eindrucksvoller Heilungsbeispiele aus der Praxis.

Orgonenergie
164 Seiten, kartoniert, ISBN 3-7999-0233-3

Die Wirkungsweise der Orgonenergie und des Orgonstrahlers wird in diesem Buch beschrieben. Außerdem erläutert es die Funktionsweise des Orgongerätes, und zeigt, wie man damit große Heilwirkung erreichen kann.

Turm Verlag · D-74321 Bietigheim